福从足下生
杨奕奶奶的宝宝按摩书

杨奕 许哿◎著

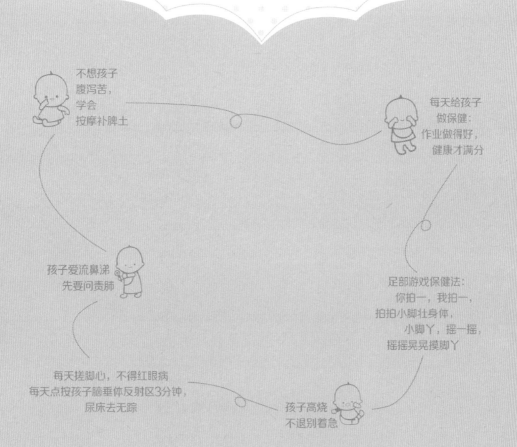

不想孩子腹泻苦，学会按摩补脾土

每天给孩子做保健：作业做得好，健康才满分

孩子爱流鼻涕先要问责肺

足部游戏保健法：你拍一，我拍一，拍拍小脚壮身体，小脚丫，摇一摇，摇摇晃晃摸脚丫

每天搓脚心，不得红眼病每天点按孩子脑垂体反射区3分钟，尿床去无踪

孩子高烧不退别着急

山西出版传媒集团
山西科学技术出版社

图书在版编目（CIP）数据

福从足下生:杨奕奶奶的宝宝按摩书/杨奕，许嘉著. —太原：
山西科学技术出版社，2014.1

ISBN 978-7-5377-4702-8

Ⅰ.①福…Ⅱ.①杨…②许…Ⅲ.①婴幼儿－按摩 Ⅳ.① R174

中国版本图书馆 CIP 数据核字（2014）第 009052 号

福从足下生：杨奕奶奶的宝宝按摩书

作　　者	杨　奕　许　嘉

出版策划	张金柱	**责任编辑**	张东黎
文图编辑	代　卉	**美术编辑**	韩慕华　垠　子　胡婷珠

出　　版	山西出版传媒集团·山西科学技术出版社
	（太原市建设南路21号　邮编：030012）
发　　行	山西出版传媒集团·山西科学技术出版社
	（电话：0351－4922121）
印　　刷	北京天宇万达印刷有限公司

开　　本	787毫米×1092毫米　1/16　印张：13.5
字　　数	144千字
版　　次	2014年3月第1版
印　　次	2014年3月第1次印刷

书　　号	ISBN 978-7-5377-4702-8
定　　价	36.00元

谨以此书送给我亲爱的小孙女

◆ 推荐序 ◆

　　足部反射疗法简单易行，效果显著，无副作用，是不打针、不吃药、无创伤的自然疗法。

　　二十多年来，一批批开拓足部反射疗法事业的先行者用一颗颗爱心、一双双手，一步一个脚印地不懈努力，铸就了中国的健康梦。在千千万万的先行者队伍里，有一位"撞了南墙还是不回头的孜孜追寻反射疗法奥秘"的执着者，她，就是大家耳熟能详、常在各电视讲座中看到的杨奕老师。

　　宝剑锋从磨砺出，自胜者强，自强者胜。再平凡的工作只要不断实践、埋头钻研都能取得不同凡响的成绩，杨老师多年以来就是这样持之以恒，勇于探索，完善、创新了足部按摩的传统方法，古稀之年仍笔耕不辍，毫不吝惜、毫无保留地把自己积累的实践经验奉献出来，短短几年间写出了《手到病自除1》《手到病自除2》《手到病自除3》三本杰作。这三本书荟萃了杨老师多年来在应用反射疗法防病、治病方面的宝贵经验，为自然疗法惠及千家万户作出了积极的贡献。

　　杨老师即将问世的新作是一份送给孩子的珍贵礼物，图文并茂，通俗易懂，突出实用性和可操作性，可作为父母为自己孩子保健治病的指导书。

　　这里特别要提到《福从足下生：杨奕奶奶的宝宝按摩书》的独到之处是：用自然疗法提高孩子的抵抗力、免疫力；用自然疗法激活孩子的自愈能力。一个"提高"、一个"激活"让人们意识到自然疗法对孩子健康举足轻重的作用。当今的大环境是这污染严重、那毒素超标，让大家深感无奈，怎么办？活着的人总不能生活在真空中不食人间烟火吧？适者生存，我们只能通过积极的自我调节来适应恶劣的自然条件。杨老师慧眼独识，从娃娃抓起，让孩子从小享受自然疗法，激发自身潜在的自愈力，用自身的正能量抵御外来的邪恶入侵。用自然保护我们的子孙后代，用自然疗法保卫我们民族的健康。

　　杨奕老师和我一个在北，一个在南，相识、相知缘于足部反射疗法。有缘就难却其三番两次盛约写本书序言之托，承蒙抬举，无奈涂鸦数语，肤浅文字，不成文章，作不了推荐，权当是本人读后有感而发的心得而已。

杭婉婷

2013年12月20日于南宁

目录
CONTENTS

Part 1

自然疗法，孩子健康了才有未来

Part 2

防患未然，给孩子自己的抵抗力

Part 3

润肺益气，气到病除——呼吸性疾病去无踪

Part 4

脾胃健旺百病除——消化性疾病巧应对

Part 5

绽放孩子美丽的笑脸——五官疾病一点通

Part 6

调气养血，强身健体——骨科疾病按摩法

Part 7

父母就是最好的医生——其他病症按摩法

Part 1

自然疗法，孩子健康了才有未来

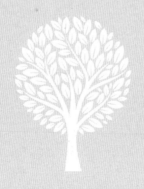

儿童应该是自然疗法的最大受益人群

自然疗法就是在中医基础理论指导下，根据小儿的生理病理特点，以反射区疗法为主，辅之以小儿推拿、拔罐、外敷、艾灸、象数等的综合性疗法。

我在《手到病自除》前三本书中提到过，人体全身都分布着全息反射区，每一个全息胚就相当于一个缩小的人体，里面处处都有健康的慧根。由此，我提出了用反射区疗法来治病的概念，得到了广大读者的认可。在这里，我又要提出一个新的概念：用自然疗法来保卫我们的孩子、我们的下一代的健康。何为自然疗法呢？就是在中医基础理论指导下，根据小儿的生理病理特点，以反射区疗法为主，辅之以小儿推拿、拔罐、外敷、艾灸、象数等的综合性疗法。为什么说它是自然疗法呢？因为它是以预防保健为目标，基本采用外治疗法，不用药或者减少用药，所以治疗手段是物理性的，是完全自然的。

我之所以仍然要以反射疗法为主，是基于反射疗法的优势和儿童的生理特点。简单来说，反射疗法就是通过人体的正常神经的反射弧，将刺激传递到目标位置，激起受刺激者本人的自愈力，从而对目标位置起到调理和改善的作用。对于儿童来说，他们处于身体发育时期，身体的代谢比较快，各器官的功能比较协调，经络也比较通畅，所以相对于成人来说，完成与他们一样的刺激传导时一定会有优势，效果也会比较明显。

　　自然疗法要想有好的效果，必须先从基础的做起。从孩子出生三天起，你就要开始给他做按摩。每天洗完澡后，给孩子做几分钟

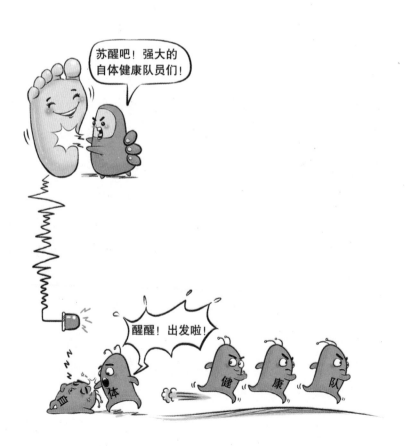

的按摩，从头开始，到胸部、背部、四肢。这时的按摩以轻轻抚摸为主，主要是为了刺激孩子的皮肤。给孩子按摩的时候，你会发现他的小脚处处都很柔软。孩子长大一些，满月左右你就可以给他做拍背和足部反射区了。由于孩子没有很大的耐性，躺下做的时间不会很长，所以你给孩子做反射区的时候，可以分批来完成。比如，如果你的宝宝是剖腹产的，那你就要多给孩子做免疫系统和呼吸系统的反射区；如果孩子饭吃得不香，那你可以多做一下他的消化系统反射区，八九个月大时给他捏捏脊。

我想说一段我的亲身体会，用来说明一些问题，但不能说它就完全正确。下面，我将我的体会具体跟大家分享一下。

我女儿小的时候我几乎每天都能给她做做脚部按摩。那时候还没有反射疗法这种概念，我就是利用自己所学，给她做做小儿推拿。对于她来说，长期的坚持还是很有效果的。长到四岁多，她只打过一次青霉素，这还是因为她在医院打完预防针后感染了急性喉炎。当然她偶尔也会发个烧，但推推背、揉揉脚后，身体也就好了，这说明她身体的抵抗力还是很好的，在遇到问题的时候稍稍调理一下就可以恢复了。要达到我女儿这样的效果，家长们就一定要坚持，每天抽出十几分钟来，给孩子泡泡脚，做一做足部的反射区，这样既有了感情的交流，又起到了保健的作用，一举多得啊！

这种方法，我的女儿后来完全接受了。有一次，我们几个家长带孩子一起出去玩了两天，我女儿回来后的当天晚上就要求我给她推推背、做做脚，我就认真地给孩子做了。结果我的孩子什么事都没有，而比我女儿大的两个孩子回来后由于旅途的劳顿，都病倒了，在家里休息了好几天。

　　说到这儿，我再给大家讲几个治病的实例。我孩子上幼儿园的时候，有一天，一个小朋友的妈妈晚上11点多了，给我打电话说孩子有点儿发烧，不到38摄氏度。而我说过，孩子发烧不到38摄氏度，最好不给他吃退烧药。她就来问我，用什么样的方法给孩子退烧好。当然，对孩子来说，能少吃药还是少吃药吧，是药就会对身体有副作用，尤其是孩子正在生长发育时期。我介绍她用推拿的方法，这位家长就按我说的来给孩子推背，结果孩子出了一身汗，烧就退了。

　　另外，一个9个月大的孩子，家长抱到我店里的时候，他已经因为拉肚子在某儿童医院打了4天的吊瓶了，他的妈妈非常着急，孩子打着针每天还要拉十多次。抱来的第一天，我给孩子着重做了脚上肺、胃、肠反射区，加上所有的免疫系统，然后做了300次的推上七节。当时是上午十点多，下午下班时，孩子的妈妈说孩子从抱回去到打电话这段时间内，只拉了一次，效果非常明显。

　　还有一个孩子因为感冒引起了耳朵痛，来到我的店里，当时我检查了一下，发现只是左耳的中耳稍有炎症，还没有到破溃化脓的地步，于是我给孩子打了点水，泡了泡脚，这是为了提高他足部敏锐的反应能力。我开始给他的两个小脚全面揉捏了一遍，重点对脑垂体、颈部淋巴、耳反射区、肾上腺、脾、肺、肝、肾等反射区做了适度的按摩，起到了很好的消炎和退烧作用。

　　泡完脚后我又给孩子做了脚部免疫系统和耳朵的反射区，第二天孩子的疼痛减弱，坚持做了三天孩子就痊愈了。

当然，这几个孤立的事例并不能说明这种方法对每一个孩子都会起到明显的效果，不过我们可以看到，自然疗法在一定程度上还是可以解决很多孩子的常见问题的，至少它能够降低治疗过程中的痛苦，不会产生副作用，不使用药物，又能够起到用药的作用，有时比用药起效还快、疗效还好，的确是家长呵护宝宝的绝佳方法。

杨奕奶奶温馨小提示 ▶▶

1. 孩子的脚部反射区可以和成人一样做（身体的经络推拿是不同的），但力度要逐渐减轻，次数可以减少，时间可以缩短。

2. 孩子的足部保健要坚持做，这样效果会更好。

3. 孩子的反射区会比成人的敏感，只要方法用得正确，效果就会很好。

自然疗法是送给孩子的最好礼物

在对待孩子的反射区上，跟成人不同，应该更多地强调整体保养，巩固他的阳气，使他的内部平衡。

看过前面几本书的读者都很了解人体的反射区了，可能在这里还是会有一点儿疑惑，不知道孩子的反射区跟成人的反射区有没有不一样的地方。

　　其实孩子的反射区和成人的反射区基本是相同的，只是位置更紧凑。比如，就以我们的腹部反射区来说，它的位置在脚底这一块，心肝脾肺肾都在这个脚心里头。大人的反射区是长得比较开的。在甲状腺下头，一横指是胃，两横指是胰，第三横指是十二指肠。可小孩的反射区就分不到这样细，因为他的脚掌小，就那么大点儿地方，长不了这么开。所以，最好不要把孩子的反射区分得那么精细。

　　按《黄帝内经》上所说，只要是没有先天遗传性疾病的孩子，阳气天生就比成人足，是纯阳之体。所谓"纯阳"，就是指孩子生长发育迅速，新陈代谢旺盛，阳气勃发，体内没有污浊之气。那么我们在对待孩子的反射区上，就跟成人不同，应该更多地强调整体保养，巩固他的阳气，使他的内部平衡。

　　还有，小孩子没有受七情六欲的侵害，他的侵害都是来自外边，是物理性的，比如六淫，风、寒、暑、湿、燥、火，顶多再加上一个吃多了或吃少了。所以，除了意外惊吓，小孩子没有什么太情绪性的东西，他还没有建立整体的思维，不会受成人社会里面那些情绪及社会因素之毒对他的危害。也就是说，他少有内生五毒、七毒这样的东西。

　　当然有时候突然来一个外在的东西，也可能引起孩子的惊恐。比如，家长正抱着孩子走，"当"有人放了一个炮，孩子一激灵，可能就被吓着了，然后就发烧了。但是这种惊恐状态较少。起码来说，孩子不会抑郁，不会发愁，比如，明天他爸爸下岗，他妈妈没奶，这些事儿他都不愁。孩子的心思是最简单、最纯粹的，做他们的反射区效果也最好，而且越小的孩子效果越好。所以我建议从孩子三四天就开始摸摸搓搓他的小脚丫，你的每一次爱抚、触摸，都会促进他的血液循环和身体健康。

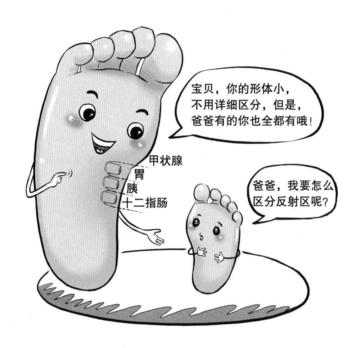

不要小看这样简单的触摸，有时候能起到你意想不到的效果。我有个朋友，是个企业的老总，我们很谈得来，他跟我说他老爸的事，他说他老爸三十多岁就瘫了，但是75岁才故去，老爷子整天就搓搓揉揉，搓脸、搓手，到了临终的时候，满面红光，皮肤特别细。他给了自己一点爱抚，因为手和脸都是独立的全息胚，它们在搓搓揉揉中受到了刺激得以疏通，他的身体就没有什么郁结的东西。现代人都忙，没时间照管自己的身体，连这么简单搓一搓的时间都没有，包括女孩子，除了往脸上抹化妆品外也不会老去搓脸。但是像我朋友的老爸那种从生死路上走过一回的人，他觉得这样搓搓舒服，他就没事儿老搓，一搓几十年，效果就不错。所以什么东西都得持之以恒。那么小孩也是这个道理，从小你就给他搓揉，用不着几十年，等他长到几岁你就能看到效果了。

比如我外甥女的孩子，身体特别弱，几乎一个月发一次烧。我外甥女是双胞胎之一，所以体质素来就不好，常年都手脚冰凉。另外，这个小孩子又是一个溶血儿，他爸爸妈妈的血型不对，当时医院就告诉他们，可以结婚但别要孩子，但是他们就拧着要了这个孩子，直到现在还养着脐带血。因此，这个孩子的体质比较弱。我在天津的时候，他五六岁，我就总给他做按摩、捏脊，后来还偶尔拔拔罐，做完了他就喊舒服，也不大感冒发烧了。现在他上小学了，我没时间给他做，他妈妈忙于工作，再加上爱漂亮，留着长指甲，就更没法给孩子做了。

说到这里我要提醒一下，当年我学反射疗法的时候，老师说过孕妇不要做。我认为孕妇是可以做轻柔按摩的，但一定不要做她的子宫、腹腔神经丛、卵巢，不刺激这些地方，剩下其他的地方，我觉得还是应该做，力量适度就行，因为这毕竟促进了她的血液循环和新陈代谢，能给孩子一个很好的温床。要知道，妊娠期母亲的营养状况及身体情况，是决定孩子先天之本的关键因素，也是孩子体质强壮的根本所在。但自己最好不要轻易做，必须由专业医师来做，这样对孕妇和胎儿的健康十分有利。

　　许多女性在怀孩子的时候不懂得这些道理，孩子生下来之后也不知道怎么去护理，要么没照顾到，要么照顾过头了，等到孩子病了才匆匆忙忙地往医院送，结果孩子受罪不说，自己也累得够呛。

杨奕奶奶温馨小提示 ▶▶

　　现在能接受自然疗法的人并不多，有些做父母的不懂医，也没给孩子做过专门的调养，你教他们做，家长也不认可，或者不想学，觉得麻烦，结果孩子得了病就只能干着急。所以，我建议家长们都应该学点儿自然疗法，孩子有个小灾小病的，自己就能够轻松应对，而不必像过去那样惊慌失措了。"送金送银不如送健康"，自然疗法就是您送给孩子的最好礼物。

做积极的父母才能带给孩子健康

　　自然疗法有一个特点，它不仅可以在孩子生病的时候使他快点儿好起来，而且只要平时坚持做，孩子得病的概率就比别的孩子低。它能够防患于未然，这对于孩子的健康特别有意义。

　　我投入自然疗法的学习和实践已有五十多年，就我看来，现代的儿童健康面临很大的危机，主要原因就是过度地使用抗生素和打太多的预防针。

在我小的时候，哪有这么多抗生素，就算有也用不起，一般的感冒发烧，都是靠自己扛扛就过去了。现在的孩子金贵，父母太娇宠了，孩子稍微有点儿不舒服，家长就抱着往医院跑。而有的医生医疗技术水平不高，不管是细菌性，还是病毒性引起的疾病，都习惯用抗生素来应对，认为只要用了抗生素就保险了。有时用一种抗生素就可以解决问题，却要用两种或三种抗生素；用低档抗生素即可治愈的，偏要用高档的，像扁桃体发炎等轻微症状用青霉素即可，而在实际中医生却要用先锋类抗生素。有的家长不知道利害，为了让孩子病情快点儿好转，动不动就建议医生输液。一到变天换季的时候，到各大医院去看看，全是在输液的孩子。

我曾在报纸上看到过北京儿童医院一位医生对记者感叹道："现在小孩生病都要输液，而且基本都使用最新级别的抗生素。一个新的抗生素研制成功至少得10年，童年就对顶级抗生素产生耐药性，这些孩子长大后用什么抗生素？这种情况不改变，我们的下一代真的无药可用了。"

关于滥用抗生素的问题很多新闻都报道过，其中有一则我印象很深刻，是中央电视台报道的，报道中说7岁以下儿童因为不合理使用抗生素造成耳聋的数量多达30万，占总体聋哑儿童的比例高达30%~40%。而且很多都是因感冒发烧之类的小病乱用药造成的。

这个数字确实太惊人了。所以，我觉得我们这些成年人，医生、父母，做长辈的，应该负起这个责任，保卫下一代的健康。我写这本书就是想告诉大家，现在有这样一种自然疗法，可以提升孩子的免疫力，抑制炎症的发生，这样就能使孩子免受抗生素、激素之类药物的伤害。

　　自然疗法有一个特点，它不仅可以在孩子生病的时候使他快点儿好起来，而且只要平时坚持做，孩子得病的概率就比别的孩子低。它能够防患于未然，这对于孩子的健康特别有意义。

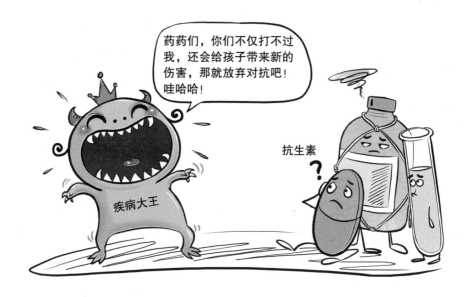

　　小孩子的生理特点决定了他具有脾胃弱、呼吸系统容易发病的特点。所以，下面几个手法在日常保健时可以长期坚持使用：如捏脊，按揉足三里，揉脐，摩腹，补脾经，揉命门，揉涌泉。可以从这些手法中挑出几个给宝宝按摩，每天坚持给宝宝做15~20分钟，在和宝宝嬉闹中或陪宝宝看电视、讲故事时愉快地进行，这应该成为一项必不可少的亲子活动。坚持下来，孩子会主动向家长提出要求，这就是习惯成自然。

我有个朋友就是这样，他从小外孙十几天起就给他捏捏小脚什么的，一直坚持到现在，那小孩到12岁了基本没患过感冒。

另外一个朋友的孩子生下来身体就不好，先天不足，老生病。我教她给孩子推推背、捏捏脊，我的朋友便经常给孩子泡脚、做推拿，有空了还捏捏脊。做得多了，连孩子都记住了。有一天晚上，母亲都钻进被窝里了，小孩却跟她说："妈妈，你忘了一件事儿。"我朋友不解地问："脚洗了，奶喝了，牙刷了，脸洗了，屁股洗了，你说还有什么？"孩子说："妈妈，你没给我推背！"于是，朋友又翻身起床，给他推背、捏脊、搓脚。做完这些，孩子自己就去睡了，都不用哄。

后来，朋友常带着孩子到我这儿来玩，小家伙声音特别洪亮，感觉中气很足。按理说，他是剖腹产生的，这样的孩子没有经过产道的挤压，容易感觉系统失调，并且得肺炎的概率也比一般的孩子高。但他从一岁到五岁多，就没怎么生过病，这全靠他妈妈天天给他洗脚、按摩。他妈妈激动地说："我的孩子是反射疗法的最大受益者！"

给孩子做保健操的效果就更明显了。天津市有个蓝天幼儿园的退休园长，我跟她一块儿编了些儿歌，让小孩们自己做足部按摩，作为孩子的游戏项目之一，做了这一冬，结果第二年流感爆发，她班里的孩子都没有感冒，上课都没有缺勤。这个小游戏我觉得特别好，值得大力推荐，后面我还会详细介绍。

孩子得病有两个特点，第一，一般都不是什么大病，但如果不注意的话，很容易迅速发展，最后发展成大病。这与成人不一样，成人可以扛很多年。第二，孩子得的很多病在早期都没有很强烈的预兆。如果家长不注意，不经常给孩子做保健，等病发展起来就已经迟了，错过了最好的调治时期。

比如说，有一个病叫囟迟症，孩子到六七个月囟门还没有闭合，八九个月还没有长牙，坐不住，爬不动，站不起来，说话也迟缓，也就是中医所说的五迟症。这个病孩子刚生下来时可能不太容易发现，到发现的时候已经晚了。其实这个病早在妈妈怀孕的时候可能就有迹象，比如妈妈缺钙，腿老抽筋，这样就不能给孩子提供很好的生长环境，等小孩出生以后就会出现发育迟缓的迹象。但孩子又不发烧，又不磨人，又不哭闹，很多大人就疏忽了，甚至到孩子已经出鸡胸或者出罗锅了，家长才发现孩子在钙方面有些欠缺，有的家长虽然给孩子补吃钙片了，但没有配上鱼肝油或者多晒太阳，钙的成分没有充分吸收，效果还是不佳。其实小儿缺钙可以从头上早发现，比如小儿头枕部脱发成半圈状态或者前额两侧有两个突出的小半圆球，都是缺钙的表现。

所以，我一直特别强调，在孩子生下来后的三天起，就给他做全足按摩。说来也简单，抓一抓，搓一搓，揉一揉，捏一捏，拍一拍，每个小脚摆弄五六分钟就可以了。孩子的各个脏器都很稚嫩，很容易受外界影响而生病。但只要做父母的每天坚持给孩子疏理足部反射区，就能很快提高孩子的免疫力，减少打针吃药。这比每天监督他学习、给他吃很多营养品强多了。

杨奕奶奶温馨小提示　≫

可能有些家长还是会感到不解："没事儿我给孩子瞎折腾什么？"这些不积极的父母，往往是小孩子有病了才去做，结果后悔莫及。我的很多妈妈级学员就是因为亲身体会了反射疗法的好处，所以学会之后，每天无论多晚都会坚持给孩子做一做，不但对孩子的健康有益，而且与孩子肌肤相亲，使孩子身心健康，更加完美。对孩子来说，保持健康比什么都强。

激活孩子自身的神奇自愈能力

大家千万别小看人体的自愈能力。我们人体自身的免疫系统本来非常完善，只不过我们过度依赖现代医学而弃之不用，就形成了惰性，最后人体自身的免疫力也不能为人体所用。

我在呼吁父母们做起来，用自然疗法保卫孩子健康的时候，经常会遭到很多人的质疑，他们说如果就这样揉一揉、搓一搓就可以给孩子保健，而且还能治病，那医院就可以关门了。

医院当然不能关门，但孩子有病家长一味依赖医院的消极懒惰思想却应该改一改。当孩子体弱或者患病时，许多父母只知道跑医院，给孩子吃许多药物，使宝宝幼弱的肝脏过早地承担了大量的代谢负担，更糟糕的是降低了孩子自身的免疫力。

　　大家千万别小看人体的自愈能力。我们人体自身的免疫系统本来非常完善，只不过我们过度依赖现代医学而弃之不用，就形成了惰性，最后人体自身的免疫力也不能为人体所用。免疫系统的破坏和缺失也是现在慢性病发展的重要因素之一。自然疗法其实就是保护与增强这与生俱来的免疫能力，通过按摩来激发免疫系统的建立和完善，激活孩子自身的自愈能力。

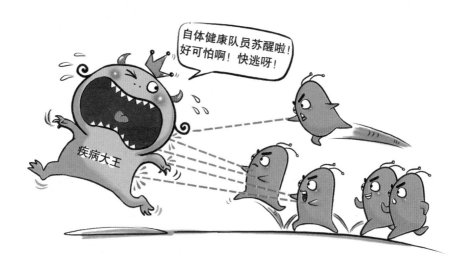

　　那么如何做呢？首先是按摩手和脚上的反射区，可以增强机体免疫力和抗病能力，即中医理论中"正气存内，邪不可干"，夯实小儿防病抗病的基础。

　　但是孩子柔弱娇嫩，易受到伤害，很多妈妈都觉得我说得那么好，但她没法下手，掌握不好轻重，万一伤到孩子怎么办？给小孩子做按摩推拿，有几个原则是必须遵守的：

　　1. 按摩手法的技巧可以用八个字来总结：轻柔、绵软、舒缓、均匀。

小儿推拿的手法和按摩力度与成人推拿保健有很大的区别。给小孩子做按摩，力度一定要轻柔，基本都用比较舒缓、绵软的手法，用拇指腹、掌心或者大鱼际都行，用力要均匀，关键是孩子要感到舒服，怎么舒服就怎么做。

2. 按摩的时间要短。孩子都没有耐性，时间长了不会配合，所以尽可能缩短时间。

3. 给孩子按摩一般都需要介质。所谓的介质，举例来说，就是在做手部按摩的时候，需要蘸点儿温水；如果感冒，需要蘸点儿姜水；如果热天中暑了，可以蘸点儿薄荷水。这些介质的使用都有助于提高效果。

4. 按摩的范围要小，最好只针对身体出现的不适，还有与生长发育相关的部位，在相应反射区及穴位进行按摩。

孩子有不同于成年人的生理特点。孩子肌肤柔嫩、肠胃柔弱、筋骨不强、血脉不充、免疫力低下，生长发育旺盛，生理上具有代谢快、吸收快、排泄快、抗病能力较差，对外界气候变化不能很好地适应的特点。在外易受风寒湿热等外邪所侵，在内又易被乳食不节所伤。所以，孩子最常得的就是感冒、咳嗽、哮喘等呼吸系统病症，及厌食、腹泻、便秘、腹痛等消化系统病症。

根据这些特点，给孩子做按摩推拿时要多做消化系统、呼吸系统和泌尿系统这些重要的反射区。在脏器方面，多做肺的反射区，因为肺朝百脉，人身体所有的东西都跟气血相关，肺就是推动气血置换的部位；多做肾的反射区，肾为先天之本；多做脾的反射区，脾为后天之本；多做肝的反射区，因为肝主管生血、藏血，还具有疏泄作用，可以推动气血的运行。还有一个就是头部，要想保证孩子有一个聪明的头脑，睡觉比较好，那么对他每一个脚趾都要搓揉，这样他就会很安静。

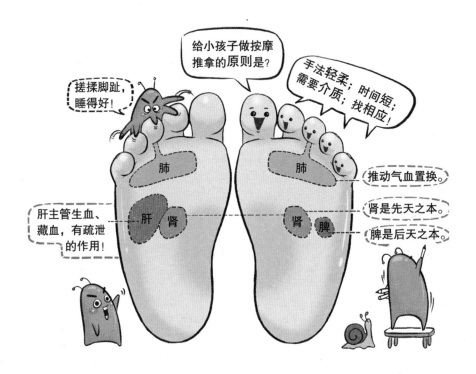

孩子很少出现膝关节、肩关节方面的问题，这些部位就可以忽略不做。孩子的神经系统也不是非常完善，除非他有了那方面的病，没有的话，在这方面就可以不做。

杨奕奶奶温馨小提示　▶▶

大的原则就是上述这些，关键还在于家长要纠正依赖的观念，用自己的双手去激活孩子自身的免疫力和自愈能力。

Part 2

防患未然，给孩子自己的抵抗力

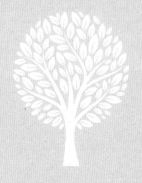

你拍一，我拍一，拍拍小脚壮身体——足部游戏保健法

我们常常看到，孩子稍微有个头疼脑热的，家长就赶紧抱着往医院跑。与其这样，我们为什么不把孩子身体的自愈力给发掘出来呢？您自己不费劲，孩子也舒坦，效果还好。

现在每家基本都是一个孩子，全家人都围着一个孩子转，真是捧在手里怕摔着，含在嘴里怕化了。我们常常看到，孩子稍微有个头疼脑热的，家长就赶紧抱着往医院跑，排队、挂号、验血、打针、输液，好一顿折腾。要不就是有的家长觉得孩子稍微蔫一点儿了就着急上火，这孩子是不是感冒了，然后开始左哄右骗地给孩子灌各种药汤子。结果呢，孩子一看见那个药盒子就哭。其实，哪是孩子得病啊，完全就是大人得病，是大人在拽着孩子折腾。与其这样，我们为什么不把孩子身体的自愈力给发掘出来呢？您自己不费劲，孩子也舒坦，效果还好。

前几年的时候，有一个退休的幼儿园的园长，又被返聘回去幼儿园带班，她在我这儿调理以后，就觉得自己身体壮实了，感觉很好。那时候我萌生了一个想法：这个健康问题，从娃娃抓起，可能

效果会非常好。我对园长说你愿不愿意让孩子试一试。因为她自己的调理效果好，我一下就把她说通了。

当时我们就商定，我教她一套动作，再编个儿歌，然后她每天带着班里的孩子做。刚一开始一天只做两三个动作，逐渐增加，最后孩子都很熟悉了。吃完饭以后，稍微停半个小时、一个小时，小朋友们就脱鞋扒袜子，都来做这个。为了增加孩子的兴趣，我们采用了两个孩子对做，你做我的小脚丫，我做你的小脚丫的方式。孩子喜欢上这个了，做完以后很舒服。就这样做游戏一样天天练习，她班里孩子的体质与其他班的孩子就不一样了，她班里的孩子出勤率非常高。她是夏天在我那儿调理的，从秋季就开始带孩子练习，坚持了一年。结果到第二年春季流行感冒爆发的时候，别的班都上不了课，她的班里全勤。

这个效果为什么这么好？因为孩子体内的能量储存得很深，阳气比较足，所以反射区的活力很容易被激发出来。

这个简单有趣的游戏我向很多人推荐过，家里凡是有孩子的，让他们都学着做做。凡是坚持做了的，孩子都长得特别结实。现在我把这个保健法告诉大家，由您教给您的孩子。

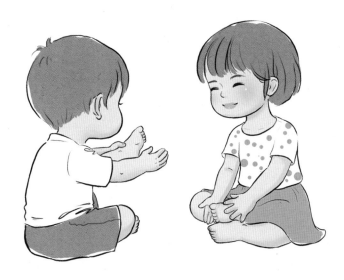

第一节：你拍一，我拍一，拍拍小脚健身体。

第一节：你拍一，我拍一，拍拍小脚健身体。

孩子坐着，用小手去拍脚。动作要领是一阵乱拍，将脚心、脚背、脚趾、脚两侧全都拍到。这是最开始的疏理动作，就像广播体操里的预备动作。

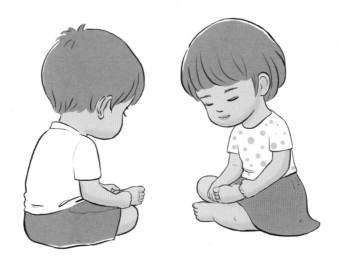

第二节：你拍二，我拍二，刮刮脚心俊脸蛋。

第二节：你拍二，我拍二，刮刮脚心俊脸蛋。

小手四指攥拳，用指关节从上到下刮脚心，边刮边说儿歌，反复九遍。这个动作跟俊脸蛋有什么关系呢？因为脚心是呼吸器官和消化器官的反射区，特别是肺，因为它是推气的，那么经常刮它，刺激它，气色就会好。同时消化机能好了，肤色肯定就好看。

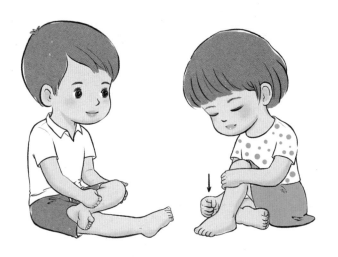

第三节：你拍三，我拍三，敲敲脚面气冲天。

第三节：你拍三，我拍三，敲敲脚面气冲天。

这个动作的作用是疏通孩子的胸部、胸部淋巴，以及气管、食道等反射区，提高呼吸能力，使胸部没有什么遮挡，好喘气，也能起到疏通气血的作用。

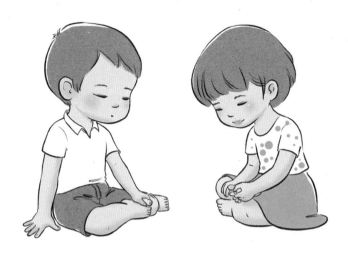

第四节：你拍四，我拍四，勤捏脚缝淋巴健。

第四节：你拍四，我拍四，勤捏脚缝淋巴健。

脚缝这个反射区，对应人的颈椎、颈部及颈部淋巴。经常捏脚缝能使淋巴细胞强壮，当天气发生变化的时候，让孩子少得腮腺炎、甲状腺炎和扁桃腺炎，包括咽喉、气管、支气管这一类的流行性疾病。

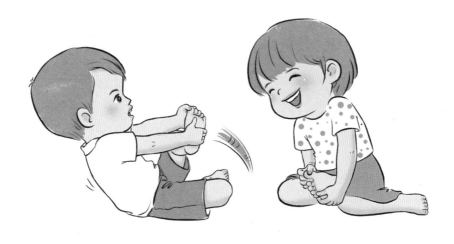

第五节：你拍五，我拍五，揉揉脚趾五小虎。

第五节：你拍五，我拍五，揉揉脚趾五小虎。

五个脚趾头就是五只小虎，做的时候可以掐揉，也可以旋转。这个动作能健脑、健听觉、视觉器官，对头部、眼、耳朵等都有好处。

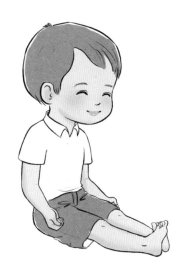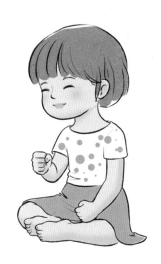

第六节：你拍六，我拍六，多拍双腿长肌肉。

第六节：你拍六，我拍六，多拍双腿长肌肉。

依次拍到腿上的肝胆经、膀胱经、肾经、脾胃经，以及大腿的内侧和外侧，刺激各个淋巴使其活跃，促进血液循环，提高脏腑功能，起到强壮身体的作用。

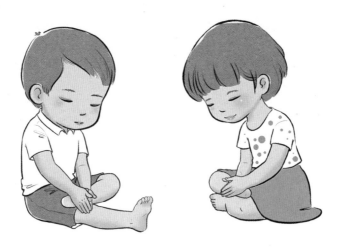

第七节：你拍七，我拍七，搓搓脚趾理肺气。

第七节：你拍七，我拍七，搓搓脚趾理肺气。

这个动作可以疏通头部及面部神经，增强大小脑功能，疏理脏腑功能，让孩子少得咳嗽、气管炎、支气管炎、哮喘之类的疾病，增强免疫功能。

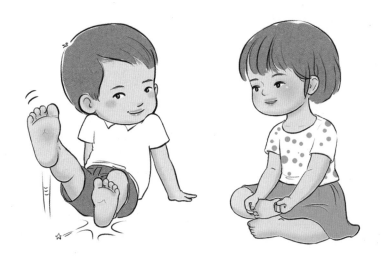

第八节：你拍八，我拍八，敲敲脚跟早长大。

第八节：你拍八，我拍八，敲敲脚跟早长大。

脚跟处有人的生殖穴，是生殖系统的反射区。经常刺激这个穴位，能够促进孩子长高。

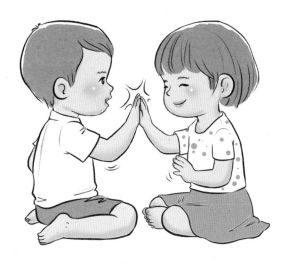

第九节：你拍九，我拍九，坚持保健病赶走。

第九节：你拍九，我拍九，坚持保健病赶走。

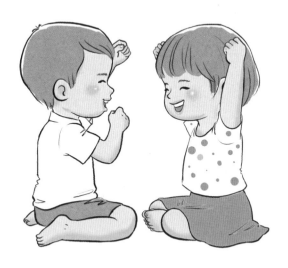

第十节：你拍十，我拍十，长好身体真结实。

第十节：你拍十，我拍十，长好身体真结实。

以上十节随着节奏每个动作拍四下，最后两节是对全部动作的一个综合总结。

杨奕奶奶温馨小提示 ▶▶

　　孩子好动，让他规规矩矩地坐在那儿他肯定会不耐烦，家长可以陪着孩子，一边念儿歌一边做，孩子觉得好玩，也更有兴趣。这既可以作为孩子平常自己练习的动作，也可以作为学校、幼儿园、老师、家长跟孩子互动的游戏。

小脚丫，摇一摇，摇摇晃晃摸脚丫——增强体质六步操

我还编了个更简单、更短的小儿足疗六步操，算是个简化版吧，但效果是一样的，都能起到增强体质的作用。如果上面那个游戏你觉得太长了记不住，也可以做这个操，希望您的孩子做了就能少生病，吃饭香，结结实实的。

第一节：小脚丫，摇一摇，摇摇晃晃做足疗。

可以两个脚一起做，也可以先做左脚再做右脚，顺时针转4圈后，逆时针转4圈，再说一遍儿歌。

第二节：伸出小手来，对准脚趾摩。用力搓一搓，舒服又快乐。

搓脚趾：左手扶着脚，右手五指对左脚五趾，向下搓，边搓边说儿歌，反复两遍。

第三节：手掌摩脚掌，自己做治疗，不病不发烧，肺炎吓跑了。

摩脚掌：左手扶着脚，右手掌对左脚掌横向用力搓，边搓边说儿歌，反复两遍。

第四节：小手握成小拳头，对着脚心使劲揉，刮脚心，吃饭香，宝宝长得壮又强。

刮脚心：左手扶着脚，右手握拳，用手指第二关节刮左脚心，边刮边说儿歌，反复两遍。

第五节：小拳头，敲一敲；天天敲，长得高；长得高，身体好；身体好，乐陶陶。

敲脚后跟：左手扶脚，右手握拳，轻轻敲打左脚脚后跟，边敲边说儿歌，反复两遍。

第六节：双手握住小脚丫，上下左右全搓擦，背后也别忘记了，脚丫搓热身体好。小朋友快快来，快快乐乐搓起来。全身通畅疾病消，爸妈高兴宝宝笑。

搓擦全脚：双手握脚，将脚心、脚背、脚趾、脚两侧，全都搓擦过来，边搓边说儿歌。

上面只是做左脚的，做完以后将左脚放下，穿上鞋袜。尤其是在春季、秋季和冬季，左脚做完后要赶快穿上鞋袜，然后再做右脚，方法顺序相同，左右相反。

杨奕奶奶温馨小提示 ▶▶

如果家长有兴趣的话，也可以把儿歌谱成一个曲子，唱出来，让孩子觉得更有意思。这样的话，恐怕他每天都要缠着你跟他一起唱儿歌、做足操了。

不打针，不吃药，省钱省心有疗效——日常保健捏脊法

小孩偏食、消化不良、营养不良、易感冒等问题较普遍，一直以来都是令家长头痛的事情。另外，小儿先天、后天不足引起的一些慢性疾病也给家庭带来许多麻烦。捏脊可以帮助孩子祛病强身，是一种简单易学、效果明显、适于家庭操作的推拿法。

捏脊法是我在第一本书里就向大家推荐过的方法。为什么这里又来说呢？因为我根据实际经验，发现这个方法不仅可以促进宝宝生长发育，还可以强身健体，防治多种疾病。最重要的是，捏脊法不打针，不吃药，在家里就可以操作。

跟我一起学习反射疗法的一位朋友，从孩子生下来第三天就给他做按摩，一开始只是在脚上、背上抓一抓，等到孩子稍大时便给他捏脊和推背。孩子的免疫力越来越强，如今12岁了，连一次感冒都没有得过。

捏脊除了可以改善孩子的胃口，提高孩子的免疫力外，对消化不良、小儿疳积等消化类疾病也有很好的治愈作用。所以，如果大家都能在孩子还小的时候就给他做这种基础的保健，那他长大后就

可以少去医院了。

我向很多妈妈推荐过捏脊法，告诉她们有空就给孩子捏捏。但有的妈妈就是不肯，嫌麻烦，嫌浪费时间。结果孩子一闹病，大人又是急得东跑西跑的。碰到这种妈妈，有时候真是一点儿办法都没有，只是可怜了孩子。

所以，您要是真关心孩子，就别吝惜这点儿时间，今天多给孩子一分照顾，明天便可以省下送孩子去医院的一分心力，孩子也少遭点儿罪。这才是养护孩子、疼爱孩子的正确之道。

一、什么是捏脊疗法

捏脊疗法是用双手拇指指腹和食指中节靠拇指的侧面连续捏拿脊柱两旁肌肤，以防治疾病的一种治疗方法。

捏脊疗法可以刺激人体的植物神经干和神经节，通过复杂的神经体液因素，提高机体免疫功能，并整体地、双向地调节内脏活动，从而防治多种疾病。

人体背部的正中为督脉，督脉的两侧均为足太阳膀胱经的循行路线。督脉和膀胱经是人体抵御外邪的第一道防线。通过捏脊疗法，可以疏通经络，达到调整脏腑的目的。

二、捏脊能治疗的病症

1. 胃肠疾病。孩子脾胃薄弱，又不知道饥饱，如果吃了过多高能量的食物，如油炸食物、甜腻食物、高蛋白食物，会因为不能完全消化、吸收而影响脾胃功能，形成积滞、厌食；消化不良还可能引起腹泻；其他感染性腹泻会迁延变为脾胃虚弱。这些脾胃疾病都可用捏脊疗法来治疗。

2. 肺系疾病。孩子反复感冒、咳嗽，西医称为免疫功能低下，中医则认为是小儿卫外功能薄弱，阴阳不调。通过捏脊，刺激督脉和膀胱经，能调和阴阳，健脾理肺，从而起到提高免疫力、减少呼吸系统感染的作用。

3. 夜啼、睡眠不安。中医有句古话：胃不和则卧不安。捏脊疗法能调理脾胃，使之正常运转。脾胃功能正常了，孩子就不会有腹胀、腹痛、胃脘饱胀的不适感，自然就能安然入睡了。

4. 遗尿、多汗。通过捏脊来刺激人体脊柱两侧的植物神经干和神经节，可起到防遗尿、止汗的作用。建议每天做一次，一次做5~8分钟。

三、捏脊前的准备

捏脊其实很简单，对场地和操作者并没有特别高的要求，在家中就可以进行。所以，初次给宝宝捏脊的家长也不必心慌。可以让小孩趴在妈妈身上，爸爸来做。刚开始的时候孩子会比较疼，但多做几次就会习惯了，不少孩子做惯了，往往要求大人："妈妈我听话，给我捏捏脊好吗？"

妈妈先脱去孩子的衣裤，任其俯卧在床上或妈妈膝盖上。爸爸站或跪靠在孩子腿部的边侧，全身放松，活动一下手指，面带微笑，用手轻轻抚摸几下孩子的背部，使肌肉放松，然后就可以捏脊了。

四、捏脊的具体手法有两种

1. 用拇指指腹与食指、中指指腹对合，挟住皮肤并捏起，拇指在后，食指、中指在前，然后食指、中指向后拉，拇指向前推，边捏边向颈部走。

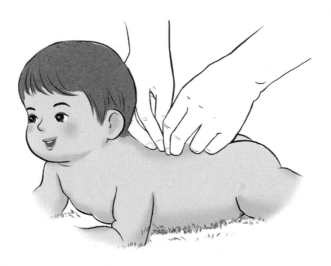

1. 用拇指指腹与食指、中指指腹对合，挟住皮肤并捏起，拇指在后，食指、中指在前，然后食指、中指向后拉，拇指向前推，边捏边向颈部走。

2. 手握空拳，拇指指腹与屈曲的食指桡侧部对合，贴着肌肤，拇指在前，食指在后。然后拇指向后拉，食指向前推，边捏边向颈部走。

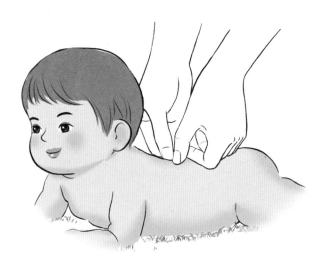

2. 手握空拳，拇指指腹与屈曲的食指桡侧部对合，贴着肌肤，拇指在前，食指在后。然后拇指向后拉，食指向前推，边捏边向颈部走。

注意：这两种方法，您可以每天换着用。拇指在前、食指在后捏多为保健，食指在前、拇指在后多为治疗。建议每天做一次，一次做8～10分钟。体质较差的孩子每次捏脊时间不宜太长，以3～5分钟为宜。同时捏脊的过程中不可捏提一下然后松开，应保持一路紧凑上行。

五、正确的捏脊过程

1. 注意室温。捏脊时要注意保暖，室内温度不能低于20℃，以免孩子受凉感冒。如果是在冬季，一定要有取暖设备。但是室温也不可过高，以免出汗多而影响操作。孩子刚吃过饭后，不能马上捏脊，否则容易造成呕吐。饭后需休息2小时再进行。

2. 家长在给孩子捏脊前，一定要先修剪自己的指甲，不要戴戒指等饰物，以免在操作时擦伤孩子的皮肤。还有一点很重要，家长千万不能用自己冰凉的手去给孩子做按摩，那样的话，孩子不但不舒服，还会很难受，大大降低了按摩的效果，所以家长在给孩子按摩前，要先将自己的手搓热或在温水中泡热。

3. 让孩子在床上趴好，先在孩子的背上涂适量的爽身粉或润滑油，这样利于按摩，避免损伤皮肤。

4. 开始按摩前应先在孩子的背部轻轻地上下来回摸几遍，让孩子适应一下，放松肌肉，消除紧张。最好在按摩时讲故事给孩子听，转移孩子的注意力，尽量让孩子配合好。

5. 捏脊时自尾骨的凹陷处（也就是长强穴）起，一直向上捏至颈部，一般是从下往上捏。刚开始给孩子捏的时候每次不要超过3遍，手法要轻；等孩子慢慢适应了，再逐渐在手上加点力，增加次数，但每次不要超过5遍。

6. 分推理气。捏脊完成后，孩子背部的肌肉比较紧张，这时再用手掌从上向下，沿着脊椎向两边分推；最后再沿着孩子的腋下轻轻向下抹5遍，起到宽胸理气的作用。这样，整个按摩过程就全部完成了。

7. 按摩后一定要多给孩子喝温开水。孩子在捏脊的过程中都会微微出汗，小一些的孩子可能会不配合，会哭闹，更是一身的汗。所以捏脊后一定要给孩子喝温开水，一是补充水分，二是预防感冒，三是利于体内毒素的排出。

六、捏脊的注意事项

1. 要选择好捏脊的季节。

捏脊时孩子身体暴露的面积大，如果操作不当，孩子就很容易受凉，再加上这种按摩属于泻法，所以尽量不要在冬天做。冬天是收藏的季节，种庄稼的人都知道，冬天里是不应该翻土的，这是为了储存能量，为来年开春提供足够的生长能量。人也是一样，冬天同样是收藏的季节，不适宜进行大面积的按摩，所以如果要捏脊为孩子保健，最好在夏季进行。

2. 要选择好捏脊的时间。

捏脊在早晨起床后或晚上临睡前进行疗效较好。捏脊法一般在空腹时进行。

孩子产生以下症状适合捏脊：

（1）捏脊既然能非常有效地疏通经络，那么只要是孩子舌质发红、上火、内热大、脾气急躁、口渴厉害、总想喝冷水或吃冷饮的时候，都可以帮孩子按摩，这样可消内热、祛内火。

（2）孩子扁桃体发炎、咽喉肿痛的时候可以用。

（3）总是流浓鼻涕时可以用。

（4）牙齿痛、耳朵痛的时候可以用。

（5）发热、咳嗽、吐浓痰的时候可以用。

（6）患上各种传染病的时候也可以用，如小儿常见的水痘、流行性腮腺炎、红眼病等，患这些病时及时疏通背部经络，再给孩子大量饮水，多排尿，能很快地将病菌排出体外，有效减轻孩子的病情。

（7）另外，那些患有多动症、易怒、急躁、不能自控的孩子，捏脊对他们是非常适合的。每周给孩子做2~3次，再配合食疗，一个月后孩子就会明显地安静下来。

七、捏脊的要点

1. 给宝宝捏脊时，两个大拇指最好要并拢抵住脊背中间的督脉。捏脊要捏到位：两手沿脊柱两旁，由下而上连续地挟提肌肤，边捏边向前推进，自尾骶部开始，一直捏到大椎穴。

2. 捏脊时，可根据具体情况，在相应的背部穴位上用力挟提，以加强针对性的治疗效果。

3. 对于初次接受捏脊的孩子，动作一定要轻，捏住肌肉向上提时，不要提得过重，否则孩子会产生畏惧心理，不愿配合，导致捏脊难以进行。越早捏脊，孩子越没有痛苦，而且效果也越好。

4. 捏脊的手法宜轻柔、敏捷，力度及速度要均等，要捏捻，不可拧转。捻动推进时，要直线向前，不可歪斜，中途最好不要停止。

5. 背部的穴位很多，而不同的穴位又能治疗不同脏器的疾病，如从尾骨向上捏时就可以刺激到膀胱、小肠俞、关元俞、大肠俞，再往上捏还有肾俞、胃俞、膈俞、肺俞等。这么多的穴位，对不懂中医的家长来说是很难记住的，我教你一个方法就能轻松找准穴位了。

中医有句话叫"不通则痛，痛则为俞"，如果你的孩子哪个脏器有病，当按摩到相应的穴位时，孩子就会叫痛。你在给孩子捏脊时，一边捏一边问孩子，这里疼不疼呀？如果孩子说疼，你就记住这个部位，每次捏到这个部位时就要在此处多提捏几下，或在捏完背后，再在此处多按摩一会儿。

另外，这些穴位与相应的脏器位置几乎是水平的。如对应肺、气管的穴位就在两个肩胛之间的区域，经常感冒、咳嗽的孩子就要多捏这个区域；对应胃的穴位就在胃的部位反面的脊柱旁，胃口不好、消化功能弱的孩子被捏到这个地方会痛；如果孩子遗尿、肾脏功能虚弱，在相应的腰及腰骶椎的这一区域多捏几下就可以了。

6. 捏脊法一般都是用在孩子的保健与慢性病的调理上，如遇到急症，家长还是应该及时带孩子去医院诊治，等病情稳定了，再用捏脊法帮孩子进行调理、治疗。

杨奕奶奶温馨小提示

> 捏脊法有以下禁忌：
>
> 1. 捏脊疗法适于半岁以上的宝宝。年龄过小的宝宝皮肤娇嫩，掌握不好力度容易造成皮肤破损。
>
> 2. 宝宝背部皮肤有破损，患有疖肿、皮肤病时不宜捏脊；伴有心脏病或有出血倾向的孩子更要慎用。

刮、揉、转、抓、捶——傻瓜按摩法让孩子吃饭香香的

症状：挑食、厌食、腹胀、便秘。

方法：刮——用手掌的外侧刮脚背。

　　　揉——揉五个脚趾的前额反射区。

　　　转——用手在足部的颈椎、胸椎、腰椎、骶骨、尾骨、臀部及坐骨神经、膝、肘、肩这几个反射区各转揉18圈。

　　　抓——从脚趾根部由下往上抓脚趾。

　　　捶——捶脚后跟和整个脚心，每次捶36下。

　　现在的孩子小小年纪就有一些脾胃问题，不是挑食、厌食就是腹胀、便秘，我认为这跟他父母的生活方式有很大关系。比如父母喜欢吃各种油腻、辛辣的东西，结果孩子也跟着吃，或者孩子爱吃甜的，家长不加限制地给他买，甜食吃多了，慢慢地孩子就开始厌食了。

　　我在第一本书中谈到了治疗小儿厌食的方法，分别有平补平泻脾胃、逆运八卦、分推阴阳和刮脚底。这几个方法都很简单，家长一学就会。但还是有很多读者反映，自己平时太忙了，没时间去记

住复杂的方法，问我有没有再简单一点的。

　　想让孩子香香地吃饭，直接疏理他足底的脾胃反射区效果最好，通常是先做脾，后做胃。很多脾胃不适的人来我这儿调理之后，效果都很明显，甚至有很多人一走出去就到处找吃的去了。这个方法对孩子尤其管用，因为孩子的反射区比成人的敏感。

　　如果懒得记，您就用傻瓜按摩法好了。这个方法尤其适合孩子，通治挑食、厌食、腹胀、便秘等跟肠胃有关的毛病。

　　傻瓜按摩法概括起来就是五个字：刮、揉、转、抓、捶。

　　刮：用手掌的外侧刮脚背，此处是胸部和乳房的反射区。

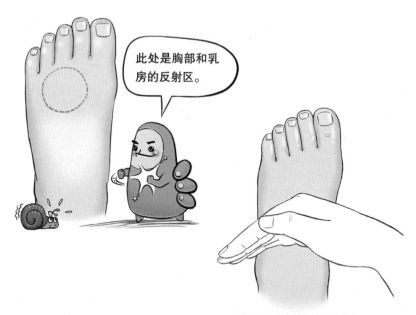

刮：用手掌的外侧刮脚背。

揉：揉五个脚趾的前头，也就是前额反射区。经常给孩子揉一揉，他就会头脑清爽。

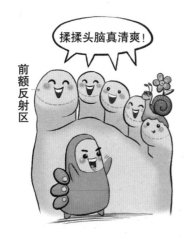

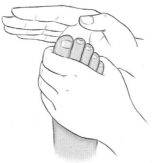

揉：揉五个脚趾的前头，也就是前额反射区。

　　转：五个趾头全揉完之后就开始转，主要是足部内侧自拇趾侧向下，依次经过颈椎、胸椎、腰椎、骶骨、尾骨、臀部及坐骨神经、膝、肘、肩反射区，把这些反射区都转揉到，各自转上18圈。

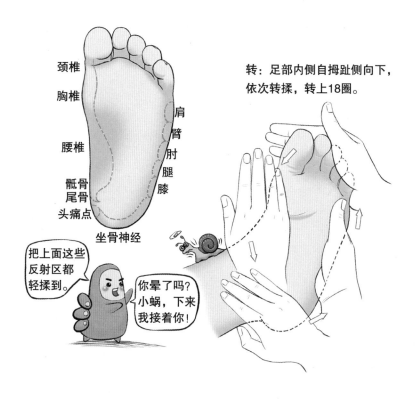

颈椎
胸椎
腰椎
骶骨
尾骨
头痛点
坐骨神经
肩
臂
肘
腿
膝

转：足部内侧自拇趾侧向下，依次转揉，转上18圈。

把上面这些反射区都轻揉到。

你晕了吗？小蜗，下来我接着你！

抓：四指并拢，由上至下抓脚心，促进消化系统运动。注意抓的时候力度大一点才不会痒。

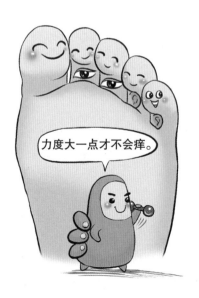

力度大一点才不会痒。

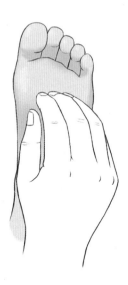

抓：四指并拢，由上至下抓脚心。

捶：重点捶脚后跟和整个脚心，这里对应的是生殖腺、肾脏、肠胃和输尿管等，每次捶36下。

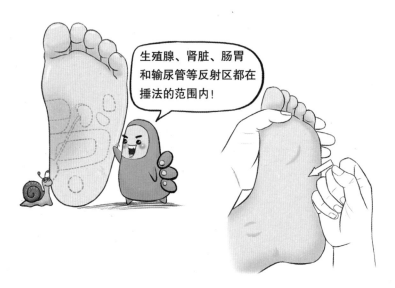

捶：重点捶脚后跟和整个脚心，每次捶36下。

这里还有一个更简单的方法，不需要特别记住不同的按摩手法和位置，只要将右手除大拇指外的四指弯曲，然后顺着足底脚趾趾根往下刮，首先触摸他的肺反射区，再往下是泌尿、肾和脾反射区，再往下走，胃、胰、十二指肠、小肠、大肠就都依次按摩到了，最后刮到位于脚跟处的生殖腺反射区，就做完了。你看，这个动作看上去好像很简单，就是从上向下刮按脚底，但就是这样一个简单动作，却把人体各大重要器官的反射区都触碰到了，久而久之，孩子的五脏六腑都顺畅了。

杨奕奶奶温馨小提示 ▶▶

　　做父母的要知道，包括挑食、厌食在内的很多问题都是整体失调的结果，所以用上面这一套傻瓜按摩法可以有效地提高孩子的身体素质。家长每天抽出一段时间来专门为孩子做一做这套按摩操，就能让孩子少生病甚至不生病。当然了，如果你能把这套傻瓜按摩操与治疗小儿厌食的五个方法结合起来，效果会更好。不过，最重要的还是让孩子养成良好的生活习惯，比如说从小就给他灌输这么一个理念：多喝白开水，不要喝太甜的水，尤其不要喝太多的碳酸饮料。

作业做得好，健康才满分——别忘了每天给孩子做保健

　　每天给孩子推背、刮脚心脚背、捏脊，能激发阳气，增强孩子的体质。这些功课是你每天都要给孩子做的，只有作业做得好，孩子的健康才能打满分。

　　许多家长问我，孩子的某一个毛病要怎么调才好？我觉得，每个孩子的具体症状不一样，所以调理的方法也要有所不同才行。但

给孩子做整体的保健是一点都不会有错的。

我有个学员，从孩子1岁多开始每天晚上坚持给他做整体保健。因为做了以后舒服，孩子都做上瘾了。结果有一天她漏做了一项，孩子还提醒她："妈妈，捏脊你还没给我做。"

现在我们来看看父母们每天都必须完成的家庭作业：

1. 推背：用大拇指和食指在脊柱两旁，从大椎往下推，一直推到长强穴，再从长强穴推到命门。就这样推三次为一组，每次做上九组。这对激发孩子阳气、增强孩子体质特别有帮助。

2. 刮脚心脚背。

3. 捏脊。

杨奕奶奶温馨小提示 ▶▶

如果不知道孩子到底是哪里出了问题，家长可以对他整个足部的反射区进行按摩。孩子的身体素质整体提高了，免疫力增强了，很多小毛病就能不治而愈。

Part 3

润肺益气，气到病除——呼吸性疾病去无踪

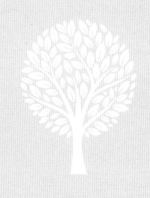

孩子"感冒一日清"疗法

症状：感冒。

方法：1. 推背：用手掌或者手面大鱼际在背部做按摩，从上到下，再从下到上做推背10分钟。再横擦大椎及肺俞穴（肩胛骨内侧）和腰骶部，以热透为度。

2. 泡脚：根据感冒的不同类型，选择对应的泡脚药材。

在长期的实践中，我运用自然疗法创立了一种叫"感冒一日清"的方法，对治愈感冒有特殊的疗效。这里的感冒指的是一般性感冒，不是病毒性感冒。

第一步，推背。

用手掌或者手面大鱼际在孩子背部做按摩，从上到下，再从下到上做推背。就是说从大椎推到长强，再从长强推到命门，先推10分钟。再横擦大椎及肺俞穴（肩胛骨内侧）和腰骶部，以热透为度。做推背按摩实际上就是让后背发热。感冒的人一般会感觉冷，推背就是让后背先热起来，然后热才能传遍全身。很多妈妈都问我要擦多久，擦几遍，其实只要把孩子的背擦得热乎乎的就可以了。

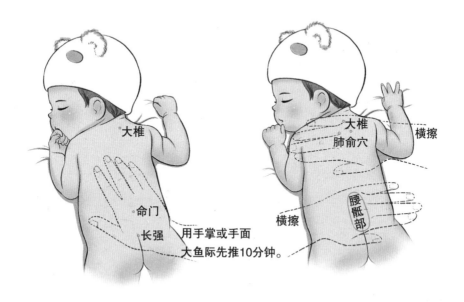

第二步，泡脚。

接着就开始泡脚。不过泡脚之前，先要看看孩子是得了风寒感冒还是风热感冒，感冒的类型不同，用来泡脚的药材也不同。

那如何区分风热感冒与风寒感冒呢？

风寒感冒，起因通常是没休息好，再加上吹风受凉。通常在秋冬季节发生。得了风寒感冒会觉得后脑勺疼，脖子转动不灵活，怕寒怕风，通常要穿很多衣服或盖厚被子才觉得舒服点。主要表现为流清鼻涕，鼻涕呈白色或稍微带点儿黄，打喷嚏，鼻塞。如果鼻塞却不流涕，但喝点热开水就开始流清涕，也属于风寒感冒。

风热感冒，起因通常是便秘，多属于阳明经证。如果是便秘两天以后喉咙再疼一两天，最后才出现感冒症状，这就是风热感冒。

为什么便秘会引起感冒呢？中医认为肺和大肠相表里，大便不通畅容易影响到肺，呼吸不好就容易出现感冒症状。主要表现为咽喉肿痛、咳嗽、流黄浊涕等。

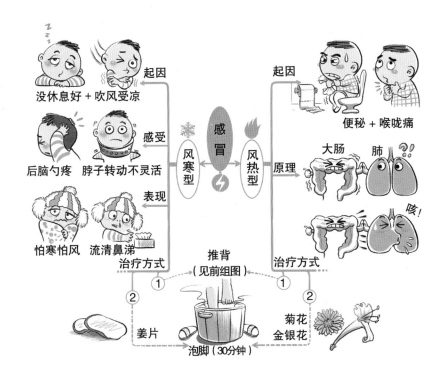

孩子高烧不退别着急

症状：高烧。

方法：1. 按摩肾上腺、扁桃腺和脾反射区。

2. 先用手掌大鱼际顺着一个方向推按足部的肺反射区，每天36下。此外，还可以将吴茱萸研成细末，用米醋调和，敷在涌泉穴，6小时左右换药一次，连换三次，可退烧。

孩子高烧不退，这是让大人非常着急的事，跑医院打吊瓶也不能马上解决问题，而且过多的医疗措施还会给孩子带来进一步的伤害。过去测小孩的温度是用肛表，好处是比较准、安全，但是现在很少用了。腋下用表和口表都有点儿危险，咬碎了水银就进肚子了。孩子发烧常常是在高热和低热之间，可能是持续热，也可能是弛张热、间歇热等。弛张热是一会儿上去一会儿下来。间歇热是指今天不错，没烧，第二天也没烧，第三天又烧了，但并不是又受了风寒。针对不同的热型，采取的措施也不同。孩子发烧的时候家长要观察一下，注意发热的时间和间隔的长短。

我有个朋友，她的孩子每月发一次高烧，一烧就是三十八九度，碰到这种情况她就抱孩子上医院打点滴，一般都得打上三天、七天的，孩子去不了幼儿园，她也上不了班。有一次孩子又发烧了，她就和家人说，去找一下杨老师吧，可她的爱人和婆婆都不同意，说："杨老师那套要能治病，还要医院干吗？"她说："你们给我一次机会，我试试，如果不行，以后我就死心了。"就这样，她抱着孩子来了。

一进门，我一看孩子那小鼻翼在煽动，两颊特别红，不断地咳嗽。我说："先试试表吧。"她说："甭试了，在家里试了，三十九度二。"于是，我让孩子先平躺在床上。其实，两三岁的小孩生病发烧，不大可能是什么病毒侵袭，一般都是"外淫"导致，也就是冷暖寒湿这些变化引起的。这就好比我们一般常说的上火，不管是哪儿上火，一定是身体先有了薄弱环节，再外感风寒，外因一定是通过内因才能起作用。而且这个孩子每个月都周期性地感冒发烧，所以我推断，孩子的扁桃腺应该也是个薄弱环节。

于是，我先给他做推背。为什么呢？推背能使他先达到内部的阴阳平衡，五行顺化。推了大概五六分钟，到最后几下的时候他就出汗了，紧接着温度就下行了。推完背把他翻过来的时候，脸色已不那么红了，变得粉嘟嘟的。紧接着，我开始给他做脚。先退烧，掐他的肾上腺反射区，又加强做他的脾反射区、胸部淋巴反射区，再加上肺、支气管、气管、上下身淋巴等反射区，这样做了一通以后，他的咳嗽止住了，脸色逐渐好了，坐起来开始和我们说话玩儿。他妈妈一看，说："这玩意儿真神奇啊，杨老师。"我说："今天先不能说神奇，现在是稳住了，你看他回去以后还烧不烧。"

第二天孩子一睁眼就说："妈妈，我要去幼儿园。"孩子的妈妈和我说，这可是以前从来没有过的情况。这个神奇的变化一下征服了他们家的两个主要人物——奶奶和爸爸。第二天他们都到我这儿来了，一方面是道谢，一方面也要求做做保健，他们改变了原来的看法，开始用正眼看我们。

实际上我做足部反射治疗的这些年，人们看我的眼神是逐步发生变化的。一开始，大家的口吻都是："哦，你是做足疗的。"不敢说充满蔑视吧，但至少是有疑惑的。包括我那做医生的妹妹，总是说："我才不信你这个，我学的是西医。要是你们这都管事，那医院都关了算了。"说得也是振振有词。

现在我和我的学生说，你在不断实践的过程中，即使不能做一个好一个，也得做一个有一个的成绩，这样你在这个领域就有实操经验了，就立足了，也会有信心。先将小儿感冒发烧做好，再逐渐把其他病做好，这样你的技术会不断提高，你也会慢慢征服身边的人。久而久之，大伙儿身体有了不适，就会说："先做做脚吧。"

上面这个感冒的孩子在做完这次以后，推背和按摩足部反射区就成为他的家常便饭了，他不再月月发烧了，全家人都省心了。找我做的时候孩子才三岁，刚上幼儿园，这会儿都快五岁了，再没因为感冒发烧闹腾过。

所以，我觉得足部反射疗法是老祖宗留给咱们最好的东西，纯天然、无伤害。现在，常常有孩子因使用抗生素失聪的报道，相比于肌肉注射、静脉注射等使用不当造成的终生困扰，足部反射疗法是非常安全的，所以大有普及的道理，这也是为什么我锲而不舍、不撞南墙不回头、已经撞了南墙还是不回头地普及它的关键所在。我真觉得，自己是做了一件百利而无一害的好事。在推广反射疗法的过程中，曾有各种阻力阻挡我往前走、让我放弃，但我一直抱有坚定的信念。这么多困难都克服了，现在就不走了？那不可能。我为自己鼓劲，也为自己喝彩。

孩子发烧是特别让妈妈担心和害怕的事，我倒认为用不着过分紧张。发烧不是一种疾病，它就像是身体中的一个警钟，提醒你身体内部出现了异常情况。同时，发烧也是人的身体对付病毒的一种防御措施，是孩子用自己体内的力量与病毒交战的表现。从某种程度来讲，适当地发烧有利于增强人体的抵抗力，也有利于病原体的清除。中西医都认为发烧有利于免疫力的建立和完善。所以，如果孩子一有热度就马上给退烧，并不利于孩子免疫系统的发育和抵抗力的增强。近年来的研究发现，退烧药会压抑身体的免疫功能和增加身体的毒素，所以对身体是有害的，并会拖延病情使其变得复杂。

当然，发热本身虽然是一种保护反应，但温度过高会伤害机体。我的建议是，在38摄氏度以内，首先观察孩子的精神状态，如果都比较正常，妈妈最好再忍耐一下，让孩子自己去与病毒对抗。妈妈需要做的就是最简单的物理降温，如用温水擦拭孩子的额头、腋下、腹股沟等部位，或者让孩子洗个温水澡。如果烧到38.5摄氏度以上，就应该使用退烧的办法了。

下面，我介绍一下发烧的反射区疗法：

第一步，按摩肾上腺、扁桃腺和脾反射区。因为肾上腺有消炎退烧的功效，扁桃腺是防御疾病侵害的第一道防线，脾在中医里是管运化的，是后天之本，在西医里它是最大的免疫器官。

第一步，按摩肾上腺、扁桃腺和脾反射区。

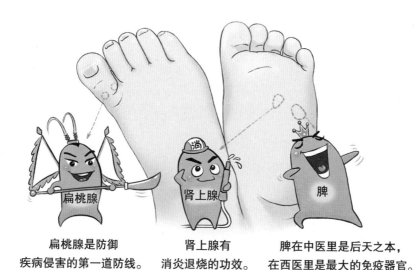

扁桃腺是防御
疾病侵害的第一道防线。

肾上腺有
消炎退烧的功效。

脾在中医里是后天之本，
在西医里是最大的免疫器官。

第二步，先用手掌大鱼际顺着一个方向推按足部的肺反射区，每天36下。脚上的肺部反射区在脚底前半部分。再用大拇指推按脚底支气管反射区36下，从肺区推到中趾约2/3处。脚底由肺反射区向中趾延伸的就是支气管反射区。接着，在脚面上的气管反射区上，从脚背往脚趾方向推按36下。气管反射区在脚背上大脚趾与二脚趾之间，差不多是从太冲穴到行间穴这个位置。

第二步，推按足部的肺反射区、支气管反射区。

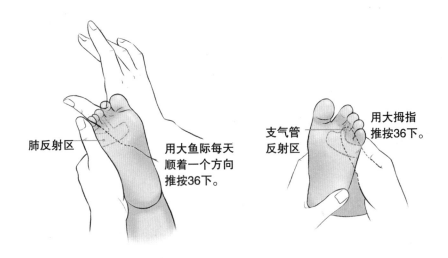

肺反射区

用大鱼际每天顺着一个方向推按36下。

支气管反射区

用大拇指推按36下。

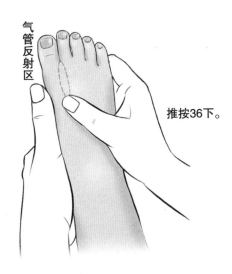

气管反射区

推按36下。

此外，还可以将吴茱萸研成细末，用米醋调和，敷在涌泉穴，6小时左右换药一次，连换三次，可退烧。

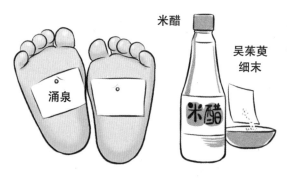

此外，还可以药敷涌泉穴，6小时左右换药一次，连换三次，可退烧。

杨奕奶奶温馨小提示 ▶▶

在平时的饮食上，高烧体质的孩子要多吃白萝卜，多喝煮好的梨汁。

孩子常低烧，问题脚上找

症状：低烧。

方法：1. 足部按摩：小孩生下来三天就开始给他摸脚丫，在给
孩子换尿布的时候就对脚心、脚趾、脚面、脚两侧有意
识地胡噜胡噜，换尿布的时长就可以。

2. 耳部按摩：不用专门找时间做，跟小孩玩儿的时候，
就可以抻一抻、拽一拽、拉一拉他耳朵上的反射区。

有的孩子爱发低烧，这种情况大多是因为白细胞多，身体某个
部位有炎症。去了医院，抽血化验能确认白细胞增高，却很难查清
楚到底是什么位置有炎症，这时候要么是静脉注射，要么是打针，
全身消炎。曾经有个孩子就是这种情况，连续低烧一个多月，反反
复复，吃什么药都不见效，最后只能去医院输液治疗。还是那句
话，论安全性，足部反射疗法无创伤、双向调节，所以我感觉找不
准发炎位置，就从脚上去找好了。一般没有特殊病症的小孩，就整
个小脚全做。

尤其是三岁左右的小孩，自述能力不强，说不清哪儿不舒服，
家长看着干着急。这时家长一般只能摸摸额头，试试温度，看看喉咙

发红没发红，从外观去判断。但低烧也可能是中耳炎引起的，不到耳朵出现流水等症状，你往往发现不了。小孩不会说，大人再疏忽些，疾病隐形或者说潜伏的时间就会很长。再有，体弱也容易引起低烧，这种情况让人很难去找准一个对应的病症进行治疗，你说你应该治鼻子，还是治眼睛呢? 这时应该做的，就是改变他的体质，而足部反射疗法恰恰很对路。

　　体弱是孩子低烧的常见病因。一般我建议小孩生下来三天就开始给他摸脚丫，方法很简单：在给他换尿布的时候有意识地胡噜胡噜他的脚丫，小孩的小脚丫就这么点儿，整个脚心都是内脏，10个脚窦是大脑，时间不用长，就换尿布这个当口，随手摸摸捋捋脚心、脚趾、脚面、脚两侧，顺手就把这种反射疗法给孩子做了，就可以促进他的血液循环和对新生环境的适应。

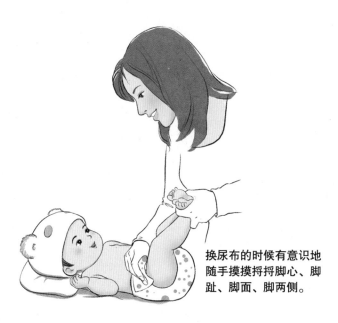

换尿布的时候有意识地
随手摸摸捋捋脚心、脚
趾、脚面、脚两侧。

　　现在我们常说早上醒来以后，伸展一下四肢，揉揉耳朵，揉揉眼睛，很有好处。在换尿布的时候给孩子掐掐四肢，捋捋身子，是一样的道理。孩子小的时候，"反射弧"短，效果更明显。值得注意的是，孩子的脚一定不能着凉。尤其天凉的时候，孩子刚能立起个儿来，家长一抱，孩子的裤子就容易往上跑，于是，孩子小腿有两三寸的地方是暴露的，就很凉，孩子又不会说，很可能风寒就在此时从孩子脚底进去了。所以，孩子比较小的时候要给他穿连裆裤，再大点儿用斗篷把他裹上，把腿部以下都裹上，一定要注意脚部的保暖。说到这儿，我再提醒一点，孩子生下来的时候，如果手心、脚底下皱纹比较多，跟小老头似的，皱皱巴巴的，可能体质不是特别好，舒展一些的就好一些。

　　孩子从百日到半岁，从母体带来的免疫能力比较强，这个时候我们还可以借助于足部反射疗法，为孩子准备好免疫力，这样可以和他从母体带来的免疫力接轨，给他一个过渡适应期，到六个月以后，他的免疫力减退了，你后天给他的自身免疫力也准备好了，可以自然过渡。

　　梁启超先生说，少年强则中国强，少年进步则中国进步，我又续了一句，少年健康则中国健康。其实对每个孩子来说，如果我们从小给他一个好环境，好的科学的保持健康的方法，那么父母不用往医院跑，孩子不用交叉感染，还避免了过度医疗带来的问题，减少依赖西药给孩子造成的次伤害，大家何乐而不为呢？

　　除了足底，耳部也是一个很重要的反射区。道理也是一样，小孩如果耳朵很软很平滑的话，意味着他很健康。做的方法也一样，不用专门找时间做，在跟小孩玩儿的时候，拉拉他耳垂最靠边缘的扁桃腺反射区，就能将感冒发烧抵御在扁桃腺这道防线外了。所以，从小就坚持给他抻一抻、拽一拽、拉一拉耳朵，把这种防御贯彻到平时当中，小孩小孩快快长，无病无忧享健康。

话说回来，其实任何人生下来，不管出于遗传还是其他原因，都会有一些先天的不足。但是刚生出来的孩子在医院里的检查都是比较粗略的，只要听力、视觉等没有大的问题，就算健康合格，可以抱回家了。有些不足是潜伏着的，不易发现，可能要等到一个时间点才能显示出来。所以，趁着孩子非常小，反射区比较敏感的时候，给他多做一做，可能有些不足就慢慢地弥补了。而且这时候他的中枢神经还没有完全发育好，做的时候他不会太疼。即使刚开始的时候，孩子因为疼而哭，也要坚持，循序渐进地给他捏三五次以后他就舒服了，这样的例子我见得多了。

例如前面我提到的"五迟症"，是孩子发育初期容易出现的一种病症。孩子的很多疾病症状并不明显，如果父母不注意观察，会觉得一下就发病了，而且只在特殊阶段出现，具有不可逆性。如果你一开始给孩子做了反射疗法，防患于未然，弥补了先天不足，可能病症就不会出现。也有人不同意我的观点，说我们没做不也没事？是，你赶上没事了，你要赶上有事呢？不怕一万，就怕万一，这万一轮到谁头上，就是百分之百。有事的给你弄没事了，没事的提高了免疫力，我想这是更多父母都愿意看到的。

杨奕奶奶温馨小提示　　▶▶▶

　　需要提醒的是，大人一定要注意手的温度，千万别在手指冰凉的时候给孩子做，那样你会激着孩子。还有，手法要柔和一些，孩子娇嫩，别毛手毛脚的。手上有茧子的地方别用，指甲不可过长，首饰什么的，都取下来别戴。别小看我这几句啰里吧唆的话，从小就给孩子一种贴心的呵护，比随时抱着他强。

神奇的小儿推拿治咳嗽

症状：咳嗽。

方法：先依次点按脚底脑垂体、肾上腺、脾、肺、气管、支气管反射区，最后按摩解溪穴逆转36下。

咳嗽一般都是由受凉或感冒发热引起的，这种咳嗽不易治。所以，在孩子受凉、感冒初期及时地祛寒是避免咳嗽的关键。防治咳嗽的另一个关键在于护理得当。宝宝的饮食要多样化，不能偏食，也就是要营养均衡。注意多喝水，如果体内缺水，气管内的痰液就会变稠不易咳出。中医认为，甜能生痰，也易生热，这是咳嗽的诱因，所以要少吃甜食、少喝饮料。此外，家长要注意随着季节的变化给宝宝增减衣服，不要给宝宝穿得过多、盖得过厚。出汗过多，更易引发感冒咳嗽。如果孩子已经咳嗽了，那么不再让孩子受凉，不再给孩子吃寒凉的食物，是避免咳嗽加重的关键。

　　用小儿推拿治疗咳嗽效果非常好。有很多妈妈对此有一个疑问，就是小儿推拿可以消炎吗？正确的推拿可以起到消炎的作用。也有些妈妈认为，有痰一定是有炎症了，所以要吃消炎药效果才好。可是很多事实证明，消炎药虽然在治疗宝宝咳嗽时有一定的疗效，但是其最直接的副作用是导致宝宝腹泻、食欲减低，直接损伤宝宝的脾胃功能。而用小儿推拿治疗宝宝咳嗽的时候，其食欲不但没有下降，反倒是非常好。那么具体如何操作呢？先依次点按脚底脑垂体、肾上腺、脾、肺、气管、支气管反射区，最后按摩解溪穴逆转36下。

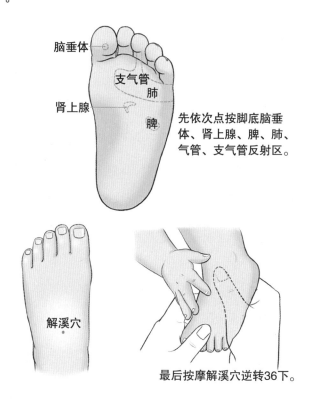

先依次点按脚底脑垂体、肾上腺、脾、肺、气管、支气管反射区。

最后按摩解溪穴逆转36下。

忠告：

1. 出现以下症状的咳嗽必须赶紧就医：

（1）如果孩子突然咳得很严重，并伴有呼吸困难，可能是有异物堵住了气管。孩子容易误吞的东西有花生、铅笔套、药丸、纽扣、硬币、糖果等，这时家长要立即把孩子送往医院。

（2）孩子发高烧、咳嗽、喘鸣，伴有呼吸困难，需立即送医院紧急处理。

（3）婴儿很容易患上毛细支气管炎（肺炎的一种），这时孩子脸色不好，常会发紫，或有呼吸增快、抬肩呼吸、吸气时胸壁下部凹陷等症状，也应及时送医院救治。

2. 咳嗽期间饮食要清淡，多给孩子喝肉汤、鸡汤，不吃鱼、虾、山药、辣椒，每晚给孩子用温水泡脚，泡到微微出汗，并保证孩子有充足的睡眠。

3. 不少家长对宝宝咳嗽很头疼，其实，如果家长在孩子咳嗽期间注意饮食调理，可以收到事半功倍的效果。

（1）忌冷、酸、辣食物。咳嗽时不宜吃冷饮，患"过敏性咳嗽"的孩子更不宜喝碳酸饮料。酸食常敛痰，使痰不易咳出，以致加重病情，使咳嗽难愈。

（2）忌花生、瓜子、巧克力等。上述食品含油脂较多，食后易滋生痰液，使咳嗽加重。

（3）忌鱼腥虾蟹。常见咳嗽患儿在进食鱼腥类食品后咳嗽加重，这与腥味刺激呼吸道和对鱼虾食品的蛋白过敏有关。

（4）忌补品。不少家长给体质虚弱的孩子服用一些补品，但孩子咳嗽未愈时应停服补品，以免使咳嗽难愈。

（5）少盐少糖。吃得太咸易诱发咳嗽或使咳嗽加重。至于糖果等甜食多吃会助热生痰，也要少食。

（6）不食或少食煎炸食物。孩子咳嗽时胃肠功能比较薄弱，油炸食品可加重胃肠负担，且助湿助热，滋生痰液，使咳嗽难以痊愈。

（7）多喝水。除满足身体对水分的需要外，充足的水分可帮助稀释痰液，使痰易于咳出，并可增加尿量，促进有害物质的排泄。

（8）宜清淡。可给孩子吃梨、苹果、藕、柑橘等水果，量不必多。民间有"生梨炖冰糖"治疗咳嗽的习惯，不过这种吃法在咳嗽初起时（新咳）是不妥当的。

> **杨奕奶奶温馨小提示** ▶▶
>
> 孩子咳嗽期间要让他大量地喝温开水。咳嗽是由呼吸道炎症刺激引起的，家长往往求助于消炎药，实际上温开水就是最价廉物美的消炎药，而且不会对身体造成新的伤害。

孩子爱流鼻涕，先要问责肺

症状：流鼻涕。

方法：在迎香穴双手向外对转36下，再向内对转24下，达到阴阳平衡。每天多次在脚底刮鼻、支气管、气管、肺等呼吸系统反射区，然后在胸部淋巴和上下颌反射区推刮。

有的孩子没感冒没受凉，但一天到晚鼻涕不断，弄得家长老得追在屁股后面帮着擦鼻子，孩子又难看又难受。这是鼻子出了问题。现在有很多医院和诊所声称能通过手术彻底治好这种病，家长心急就带孩子去做。做完手术孩子的鼻子疼得碰都不能碰。孩子受罪不说，据我所知，很多人在术后一两年便复发了。罪也受完了，根却没去掉。

我觉得做手术这个方法是治标不治本。道理很简单，水龙头老滴水，您想了个办法拿水桶接，接上后它还是一样流。即使您换个龙头，它可能还是滴滴答答的，流出来的水是带颜色的，这就说明是管子出了问题，用水桶接或换水龙头不能解决问题。

其实只要方法用得对，根本不用动手术这么麻烦。从中医理论上说，肺是开窍于鼻的，鼻子出了问题，首先要问责于肺。

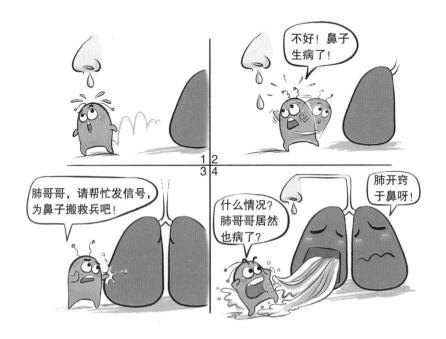

方法：在迎香穴双手向外对转36下，再向内对转24下，达到阴阳平衡。每天多次在脚底刮鼻、支气管、气管、肺等呼吸系统反射区，然后在胸部淋巴和上下颌反射区推刮。

杨奕奶奶温馨小提示 ▶▶

上面这两个方法肯定没有做手术见效快，刚开始甚至看不到多大效果，但只要每天坚持做，症状一定会得到缓解。

扁桃腺炎不可怕

症状：扁桃腺炎。

方法：将将孩子耳垂底部的外缘。

有的孩子免疫力差，肺热，赶上气候变化，扁桃腺就很容易发炎，严重时扁桃体会红肿化脓，形成化脓性扁桃体炎。有的扁桃体化脓的孩子，体温会超过40摄氏度。家长都很害怕这样的高温，怕把脑子烧坏，急得不得了，跑去医院打针、吃药、输液，折腾好几天才能恢复。这样折腾几次下来孩子的扁桃体就会肿大。这也会埋下隐患，日后容易因为反复感染而发热。有的家长不厌其烦，加上现在有的医生不负责任，最后直接把人体呼吸道的防线——扁桃体摘掉了。有太多家长跟我说过，把扁桃体摘掉是不发炎了，可下一次孩子再感冒，直接变成气管炎和肺炎了，原来毕竟还有扁桃体作为屏障阻挡病毒的侵入。

所以，我认为与其摘除扁桃体，不如在平时注重调理，使扁桃体抵抗细菌的能力增强，减少炎症的发生，这才是治本之法。

说起切除扁桃体，我是有惨痛教训的。扁桃体是人体呼吸系统的第一道防线，我过去不太懂，那时候流行一种技术，把扁桃体切除，我两个孩子都在四岁的时候做了这个小手术，结果预防能力都没了。

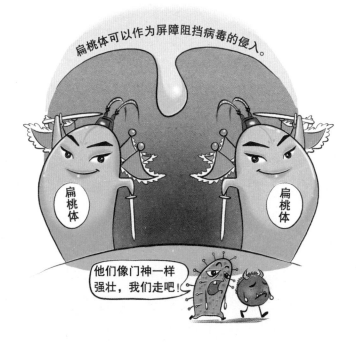

所以还是过去老话说得好，身体发肤受之父母，父母给的这些别轻易把它去掉，凡是从娘胎里带出来的就都是人体需要的。你看动植物也是一样，植物长那么大的叶子，就是为了能充分吸收阳光，生成绿色素，满足生长所需；有那么深的根，就是为了更好地吸取营养。人也是一样，身体的每一处构造都是合理的，只是有的在退化中，比如阑尾、盲肠，没有完全退化，那存在就是合理的。当然还是有一点小问题，因为阑尾的存在，有时吃完一跑一跳，掉进去一个米粒，就容易导致发炎。有好的一面，也有不好的一面。但是，它绝对不是没用的，不要轻易去动它。

西医处理阑尾发炎的方式是什么？动手术切除。这种方法好不好呢？有一定的道理，这方法最痛快。但是，是不是最好的呢？我觉得就未必了。对待疾病，改变出现疾病的原因是更好的方法。所以，我们不要过分地依赖手术，这种方式带来的伤害有时候无法预估。过去老年人说："再好的刀伤药不如不拉口。"这话很俗，但是很辩证。你药好，不拉口我用不上。过去练气功的人，练武术的人，连防疫针都不打。他认为人打针就好像一个汽车轮胎扎了眼，元气都给泄了。

说到这儿，就得提到剖腹产。现在一些女孩也不知道是不是受电视剧的影响，总觉得生孩子是一件惊天动地的大事儿，非常害怕痛，所以，一提要分娩，怕得要命，提前就找关系托人，死活都要剖腹产，不肯自己生。其实那个疼痛对女人的身体非常好，是对身体进行的一次调节，孩子出生时经过这样的产道挤压也非常好，可以说是母子受益。剖腹产虽说省劲儿了，可是还是前面那句话，泄了元气，想补可就难了。

回过头来说，如果你的孩子容易感冒发烧，而且一感冒发烧扁桃腺就发炎，那就给孩子捋捋耳垂底部的外缘。

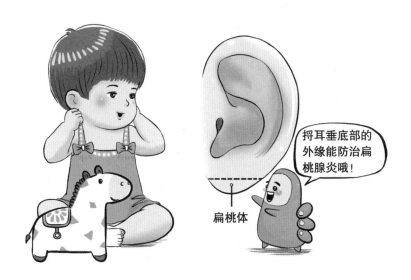

将耳垂底部的外缘能防治扁桃腺炎哦！

扁桃体

杨奕奶奶温馨小提示 ▶▶

　　我们天津有一个关于兔子耳朵的小游戏，玩游戏的时候嘴里要念叨这么几句：小孩小孩戏登台，摸摸这摸摸那，摸摸大树再回来。一般三四个小孩一起玩，大家剪刀石头布，谁输了谁就做庄家。大伙都一起去摸大树，庄家护着大树不让大伙摸，抓着谁，谁替他坐庄。我小时候就经常玩这个游戏，其实这个游戏的词儿就很适合用来读着给孩子捋耳朵，一边娱乐，一边防治扁桃腺炎。

患了腮腺炎，千万别掉以轻心

症状：腮腺炎。

方法：1. 做肾上腺和脾反射区。

　　　2. 做脑垂体反射区。

　　　3. 做相对应的胸部淋巴、呼吸道、脾、肺、气管、支气管等反射区。

腮腺炎是一种流行性很强的疾病，小孩患病后要特别注意。这种疾病发病时一般表现为喉咙肿痛、发烧、声音嘶哑等，除了这些我们大人可以看得到的现象，还非常容易引起一种并发症——睾丸发炎。而一旦发炎，就会对小孩的精巢造成毁灭性的打击。如果出现了这种情况而不加以特别关注，往往给孩子留下终生遗憾，除了造成死精、不育，还会使变声、长胡须等第二性征延迟出现甚至不出现。所以，对腮腺炎一定不能掉以轻心。我在之前写过的书上提到过一个大孩子患腮腺炎的后遗症，从那以后，我只要为小男孩做调理就特别注意给他检查生殖系统。一般对小孩子来说，生殖系统都不需要特别关注，毕竟年龄还太小，但是对小男孩，一定得重点关注他的生殖器、睾丸，看有没有一些疾患。这里要提醒家长，如果孩子得了腮腺炎要先从脚下防备，先把睾丸反射区做通，以免留下遗憾。

腮腺炎这种疾病，10岁以前的孩子得的多。给孩子做脚的时候，主要做以下几个反射区：

首先，要做肾上腺和脾反射区，肾上腺反射区能产生肾上腺素，脾反射区能产生大量淋巴细胞，按摩后可以达到消炎的效果。

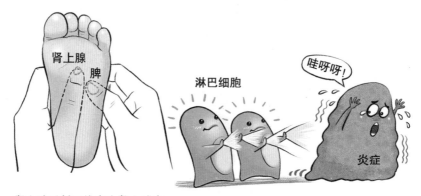

肾上腺反射区能产生肾上腺素，脾反射区能产生大量淋巴细胞，按摩后可以达到消炎的效果。

其次，要做脑垂体反射区，因为这里是身体九大系统运行的总指挥，做好了可以对身体形成一个全面的保护。

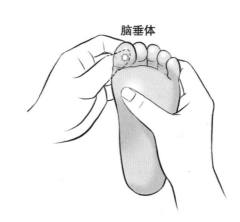

　　最后，要做相对应的胸部淋巴、呼吸道、脾、肺、气管、支气管等反射区。

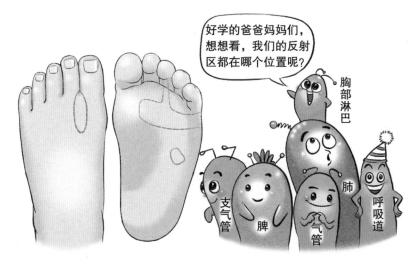

最后，要做相对应的胸部淋巴、呼吸道、
脾、肺、气管、支气管等反射区。

杨奕奶奶温馨小提示 ▶▶

　　上述这一套消炎、加强呼吸系统防御能力的方法适用于所有孩子，每天像给他吃饭一样，把母爱和父爱融化在你的手和他的脚上吧，与孩子亲密接触，给他最好的抵抗力。

孩子患气管炎、肺炎，不需要打吊瓶

症状：气管炎、肺炎。

方法：1. 依次按摩孩子脚底的肺、支气管、胸部淋巴、脾、肝
反射区，一方面针对具体病灶进行调理，另一方面进行
消炎。此外，每天给孩子清肺经，也就是在食指指面由
指根向指尖方向直线推动；清大肠经，也就是在食指侧
面，用大拇指沿指根到指尖方向推，每次每个指头各推
36下。

2. 用3克吴茱萸加醋调和，敷在孩子两脚心的肺反射区
（也就是涌泉穴的位置）。

小孩偶感风寒，首先受到侵袭的就是上呼吸道，也就是气管、
咽喉。由于小孩的呼吸器官比较稚嫩，所以往往不适合用抗生素。
孩子一受凉，先是气管炎，到下午继续高烧，变成支气管炎，控制
不好，隔了几天就快速转变成肺炎。很多家长一看孩子有肺炎症状
了，或者到医院听医生诊断为肺炎了，第一反应就是输液，希望孩
子的肺炎症状尽快消除。其实，这是变相害了孩子，可是很多家长
并不知道。

如果我们天天给孩子做点儿足部反射区，增强他的免疫力，就能把伤害呼吸道的这些东西挡在鼻子之外了，顶多打打喷嚏、流流鼻涕。

有一次，一位略懂医学的朋友给我说了一个事，说他们家有一个住在上海的侄子，从小就身体弱，一换季就感冒。这位朋友在北京，难得见侄子一回，有一次隔了三年多又见到这个小孩，突然发现这个孩子胖了，而且胖得不太正常，非常臃肿，尤其是腰腹这一块，胖得很突出，一看就是那种不健康的胖，肚子是圆的，走起路来笨笨的，同龄小朋友胖起来都肉嘟嘟的，很可爱，而他的胖却看着不正常。他想了想，自己家的人都很瘦，应该和基因遗传没关系，于是就问他弟弟，这小孩是不是得过什么病啊？之所以这么问，是因为当时他就怀疑这孩子可能打过激素之类的药物，不然不应该身材臃肿，而且脸色是那种不健康的苍白。他弟弟当时就说，去年孩子感冒的时候吊过几次水，因为转肺炎了，大夫说必须得用消炎药，不然的话小孩身体受不了，不知道是不是这事。可是他觉得肺炎主要是消炎，应该不会用激素吧，而且还特地问过医生，医生也否认了，就说有一点儿抗生素，说到了肺炎这个阶段都得用点儿抗生素。我这位朋友听完了也没当回事。

这位朋友回北京以后不久，女儿带了一个同学回来玩。这个同学一直和女儿走得很近，朋友常常见她，可这一次发现，一个暑假过后，女儿同学的体形也变成小水桶了，和侄子一样，肉全长在肚子周围了，特别不正常。后来他跟那个小孩妈妈一块聊，一样，孩子也是得了肺炎以后输过液。

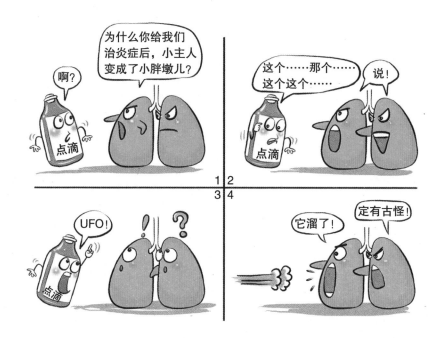

　　这两件事就让我这位朋友很确定，有的医院在治疗肺炎时用了激素，不然孩子不可能短时间内发胖，而且胖得那么快。所以家长得千万注意，孩子感冒初期要特别注意观察和照顾，如果真的进展到肺炎了，不要轻易输液，以免造成不良后果。

　　现在，基本上每家都是一个孩子，不管男孩女孩都是家里的宝贝疙瘩。一旦孩子有个头疼脑热的，全家都会急得手忙脚乱。尤其是患了肺炎，基本上都得输液，一输就是一个月，还断不了根，到了夏秋之际又会反复发作，要么是经常咳嗽，要么就是发热、大便干结、不想吃东西，或者烦躁嗜睡，严重的甚至会呼吸困难。

其实，这都是肺热、肠热淤积的结果，只要平时注意调理，增强体质，就能防患于未然。

进行调理的具体方法很简单，就是依次按摩孩子的肺部、支气管、胸部淋巴、脾、肝反射区，一方面针对具体病灶进行调理，另一方面进行消炎。

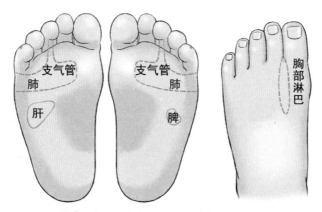

依次按摩孩子的肺部、支气管、胸部淋巴、脾、肝反射区。

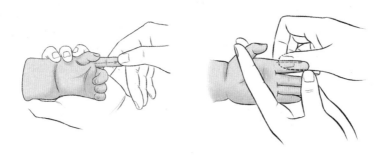

清肺经　　　　　　　　　　　　　清大肠经

　　此外，每天给孩子清肺经，也就是在食指指面由指根向指尖方向直线推动；清大肠经，也就是在食指侧面，用大拇指沿指根到指尖方向推，每次每个指头各推36下。

　　除了上面介绍的方法外，还可以用3克吴茱萸加醋调和，敷在孩子两脚心的肺反射区（也就是涌泉穴的位置）。

杨奕奶奶温馨小提示 ▶▶

　　需要注意的是，得过肺炎的孩子一旦有点儿咳嗽，妈妈就应赶紧给孩子疏理脚上的扁桃体、咽喉、支气管、肺等反射区，尽快止咳。另外，平日还要坚持给孩子推推背、捏捏脊，增强其体质。

Part 4

脾胃健旺百病除——消化性疾病巧应对

小孩经常呕吐，脾胃出了错

症状：呕吐。

方法：1. 每天揉脚上的脾、胃、肝、胆、小肠、大肠等反射
区，时间和力度适可而止。

2. 用大拇指推按左手大拇指桡侧（外侧）脾经，从指尖
至指根推300下，这为补脾。

3. 如果伴有泻肚，用相对快的频率在背部推上七节300下。

孩子呕吐是一件让父母烦心的事。经常有人问我有没有什么
好的方法可以调理这个病症。我必须首先申明，孩子偶尔吐两下，
可能是吃多了或者吃呛了，没多大关系，家长不必太过紧张。哺乳
期的婴儿，也经常会出现吐奶的现象，有些婴儿一吃就吐，还闹肚
子。为什么会这样呢？这是因为凉风从唇角进去了，这个风要出来
正好碰到奶在上面顶着，就吐奶了。怎么办呢？方法很简单。吃完
以后把孩子立起来抱。在后背从下往上轻轻地拍，等孩子打出两个
嗝来，这个问题就解决了。

　　要是孩子经常呕吐，那就是脾胃有问题了，做父母的就要加以重视。呕吐有可能是受寒着凉引起的，也可能是由于身体发育机制不健全，胃肠道功能不稳定而造成的。不管是哪一种，关键是要把脾胃调理好。脾胃不虚弱了，呕吐自然就好了。

　　怎么调呢？我告诉大家三个推拿的方法：

　　1. 每天给孩子揉脚上的脾、胃、肝、胆、小肠、大肠等反射区，时间和力度适可而止。

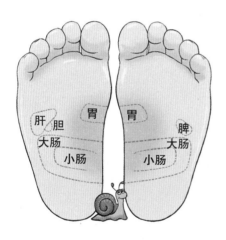

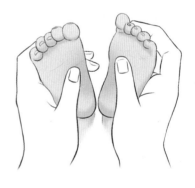

每天给孩子揉脚上的脾、胃、肝、胆、小肠、大肠等反射区，时间和力度适可而止。

2. 用大拇指推按孩子左手大拇指桡侧（外侧）脾经，从指尖至指根推300下，这为补脾。

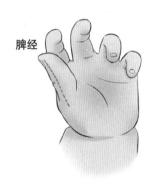

脾经

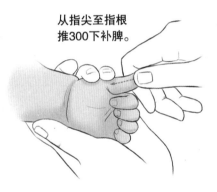

从指尖至指根推300下补脾。

3. 如果伴有泻肚，在孩子的背部推上七节，就是食指和中指并拢，在背部从长强推至命门，推的频率要相对快一点，也是推300下。推的过程中，最好加一点儿滑石粉之类润滑的东西，以免弄伤孩子的皮肤。

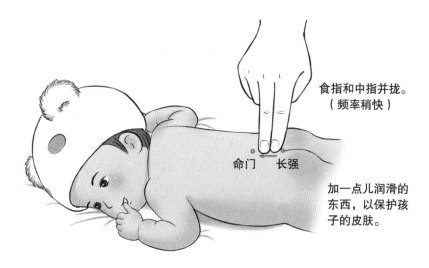

食指和中指并拢。
（频率稍快）

命门　长强

加一点儿润滑的
东西，以保护孩
子的皮肤。

　　这三个方法我经常结合起来给孩子们调理，很管用，见效非
常快。基本上第一天做了就不会吐，第二天再巩固一次，以后都
不会再犯。

杨奕奶奶温馨小提示　≫

　　推揉反射区的方法最好每天给孩子做1～2次，不仅可以治呕
吐，还能增强脏腑功能，改善孩子的体质。小孩子的反射区特别
敏感，只要坚持做，效果就非常明显。如果三天打鱼两天晒网，
自然不会有什么效果。

不想孩子腹泻苦，学会按摩补脾土

症状：腹泻。

方法：1. 补脾土：在拇指的桡侧用手指从指尖推向指根。

2. 补大肠：用拇指蘸点儿温水，在食指的桡侧从指尖往指根推300下。

3. 清小肠：用拇指蘸点儿温水，在小指的桡侧从指根推向指尖300下。

4. 把手搓热，用掌心劳宫穴搁在孩子肚脐上，轻轻地揉。

5. 推上七节骨，横向从下往上推100到300下。

6. 在孩子双脚的脚后跟中间偏里侧赤白肉际处找到痛点，用食指各弹18下，然后用搓热的手心给孩子敷肛门。

　　热天腹泻是很常见的，过去有这么一句口头禅：有钱六月腹里泻。实际上就是说，腹泻是由吃得太热或太凉造成的。婴幼儿肠胃本来就稚嫩，更容易发生这种情况。婴幼儿腹泻发病率比较高，可药物疗效并不是很好。大人可以去买些成药回来吃，或者用点儿外敷的东西，而小儿的治疗方法就少了一些。经常有孩子家长和我说，吃"妈咪爱"和蒙脱石散都不管用，孩子一腹泻就时好时坏，不知道怎么办好。其实，只要我们选对方法的话，就能改变这种情况。

比如说有些婴儿，一拉肚子就哭，哭得声音都低微了，稍微一哭就拉绿水。拉绿水，一般是孩子本身就消化不良，又受了凉或者受了热，也就是外邪入侵。这时，我们可以选取一个方法，就是中医按摩里面的"补脾土"。孩子的拇指桡侧是脾，"补脾土"的手法就是用手指从孩子指尖往指根推；除了补脾土，还有一种比它差一点儿的手法——平补平泻，就是先推上去再拉下来。但要注意，脾不能用泻的手法，或者严谨一点儿说，不可能用单独的泻法，否则就更弱了，它只能受补或者平补平泻，一次300下。

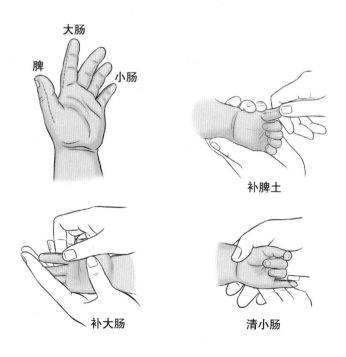

大肠

脾　　小肠

补脾土

补大肠　　　　清小肠

补完脾土后，找一下食指桡侧的大肠经，从指尖往指根推。注意操作的时候，一定用拇指蘸点儿温水，轻柔地推300下。通过这个手法补大肠，让大肠固涩一些。

最后一步，清小肠。小肠经在哪儿呢？在小指的桡侧。清小肠就是用你的拇指蘸点儿温水，从指根推向指尖300下。清小肠能促使小肠分辨清浊，清的吸收，浊物排出。

做完手上这几步以后，把手搓热，把掌心劳宫穴搁在孩子肚脐上，轻轻地揉。可以拿一片姜，也用手搓热，搁在肚脐上，用摩法来推揉。所谓的摩法就是用手带动这块位置，顺时针揉100到150下。

最后一步是推上七节骨。上七节骨是从长强到命门，慢慢用两只手的食指和中指并拢，横向从下往上推100到300下。

做完这些，还可以在孩子双脚的脚后跟中间偏里侧赤白肉际处找到痛点，用食指各弹18下，然后用搓热的手心给孩子敷肛门。这样做了以后，腹泻的孩子顶多再拉一次就不拉了，这个痛点就叫止泻点。

孩子在腹泻的时候尽量不要喂他东西，可以喝点儿小米粥，但是少喝大米粥，因为大米属阴。现在一直强调喝牛奶，但我近一年多经常喝牛奶，到晚上胃就难受，那个感觉跟我当年得溃疡的感觉一样。后来我查了查，牛奶属阴，在寒凉的季节，你再喝的稍微凉一点儿，它就会造成你的胃肠不适。可能在热天喝凉奶没什么感觉，到秋凉你还喝凉的，就适应不了，所以家长要加以注意。

换季的时候，孩子身体有这些不良的反应，家长应该怎么办呢？要随季调整孩子的食物。比如在热天的时候多给他吃点儿绿豆，可以做绿豆南瓜粥，没有南瓜的话就把绿豆煮得烂些，然后把皮儿洗掉，在绿豆沙中加一勺糖，搁在冰箱里。这个是纯天然的，比外面买到的添加色素和添加剂的冷饮好。你一次可以做出几小碗，孩子吃这个，内外火全泄。到秋凉的时候吃点儿百合之类的，慢慢地调节。再加上有脚下反射区按摩的护卫，孩子就不会有什么大的问题。

杨奕奶奶温馨小提示　▶▶

　　秋天是腹泻的高发季节。因为秋天气候变化大，突然变凉，孩子身体里面还是热的，所以容易腹泻。有一种感冒叫肠胃感冒，发病原因就是七情跟六淫还没有搭配好，身体里面热热乎乎的，突然来一个大冰块，就受不了了。所以在这个季节，腹泻是孩子的一种自我保护，别看他拉肚子，他是告诉你他哪些方面出问题了，那么家长就得特别注意了。

缓解孩子便秘

症状：便秘。

方法：1. 脾经做补法或平补平泻。

2. 按摩食指的大肠经，从指根到指尖，属泻法。蘸点儿温水推，每次100到300下。

3. 多做足底肺的反射区。

4. 做负责疏泄的肝反射区和通调水道的肺反射区。

5. 食指和中指并拢推下七节，从命门到长强，横向推300下。

调理便秘和腹泻的手法一般情况下是相反的，唯独脾经特殊，都是补法或平补平泻；按摩食指的大肠经，从指根到指尖，属泻法。记得一定要蘸点儿温水推，每次100到300下。小指的小肠经到便秘的时候就不做了，因为东西已经淤积在大肠，跟小肠没有关系了。

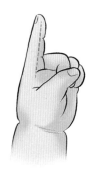

按摩食指的大肠经。

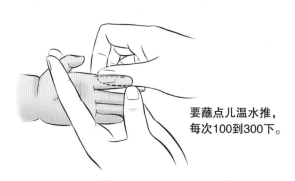

要蘸点儿温水推，
每次100到300下。

泻法：从指根按摩到指尖。

另外，多给孩子做足底的肺反射区。中医有一种说法：肺朝百脉。而且肺和大肠相表里。你看，小孩子大便的时候，我们会和他说："使劲。"怎么使劲？憋着气是不是？那么气从哪里来？是从肺里。所以说，便秘时，按摩肺的反射区，让气息通畅，才能使得上劲，这是非常必要的。

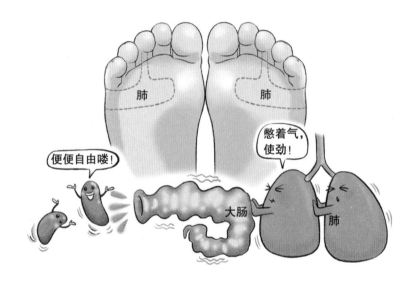

便秘时，按摩肺的反射区，让气息通畅，可以帮助使劲。

然后，再来做负责疏泄的肝反射区和通调水道的肺反射区，让孩子身上的通道都正常了、顺畅了，能很好地帮助孩子缓解便秘。

最后，还是推七节。拉肚子时推上七节，而便秘时方向相反，推下七节，从命门到长强。方法还是食指和中指并拢，横向推300下。有的家长竖着推，因为接触不好，中间有缝隙，会影响调理效果。

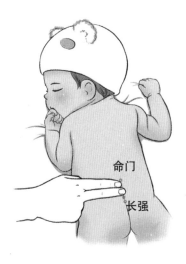

命门

长强

推下七节，从命门到长强，横向推300下。

除此之外，其实还有一样食物可以用来通便：香油。我就曾经用它给大人和小孩通便。怎么通呢？小孩用小眼药瓶，大人就用开塞露瓶，把里面的药水都挤干后，把瓶嘴弄尖，然后捏着瓶身吸满香油。用这种方法，要特别注意便秘的人的姿势，姿势不对的话，很容易在灌香油的时候灌进空气。要采用趴的姿势。那怎么趴呢？

必须跪下，撅着屁股，膝盖底下还要垫两个枕头，这样肛门才能垂直向下，挤香油的时候才能不让空气进去。这个方法对大人、小孩都适用。

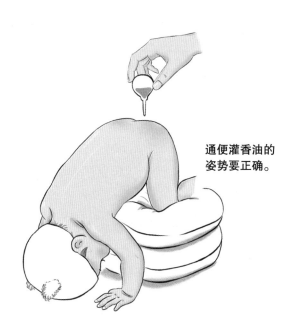

通便灌香油的
姿势要正确。

　　我的重孙子一岁多的时候，有一次拉不出屎来。孩子的小肚子圆滚滚的、硬硬的，孩子难受，一个劲儿地闹腾。我们说给灌香油吧，可是孩子害怕，当时他爸爸没在家，只能是他妈妈使劲地抱着他，我拽着他的胳膊、腿，让他姥姥给灌香油。这当姥姥的一看孩子这么闹腾，手也哆嗦，结果不是特别满意，但也给他滴了两管。

　　滴完以后，孩子开了屁门。一动，整个屋子都是香油味，到了第二天才开始大便。这主要是因为香油灌得不多，要是足够多，当天就能大便。这个方法安全，无伤害，而且见效快，家长可以考虑给孩子使用。

杨奕奶奶温馨小提示 ▶▶

　　提醒各位家长，平时多给孩子吃绿叶蔬菜，便秘会明显好转或消失。从小就便秘的孩子多数气血两亏，他们的饮食一定要细、烂、软。在孩子两岁前，家长要把给他们吃的各种蔬菜、肉都剁碎，以利于孩子消化吸收。此外，爱运动的孩子很少便秘，所以一定要鼓励孩子多参加体育锻炼，多到室外玩耍。

孩子经常打嗝莫忽视

症状：打嗝。

方法：1. 推横膈膜反射区，用补泻一步法横着推100次。此外点按耳朵上的嗝区，每天3次，每次15下。

2. 点按天突穴和翳风穴，每穴点按10下。

3. 按内关穴36下。

4. 揉腹部的胃反射区，顺100下，逆100下。

5. 在天突到耻骨这个区域，用两手掌从上到下疏理9次。

　　我有一个朋友，家里有个小女孩，老爱打嗝，一打就半个多小时，孩子难受，家长看着也难受。这位朋友跟我说，她怀着孩子的时候就发现孩子经常有规律地动，当时不明白是怎么回事，看书上说是孩子打嗝。没想到孩子出生后，一直到快两岁了，还是经常打嗝，常常打得泛酸水。我把孩子脚丫子拿过来，先给她做脾、胃、十二指肠、小肠、大肠这些消化反射区，然后着重做了她的脚背横膈膜反射区，方法是将两手拇指放在反射区中间，往两边推按。之后我把这个方法教给了朋友。朋友回家后经常给孩子做。打嗝的时候做三五分钟就好了，不打的时候也做，让孩子未完全发育好的横膈肌减少痉挛。大概半个月时间，孩子打嗝的情况明显好转了。

这种情况，大人也经常发生。曾经有一个40多岁的人，因为打嗝找我。当时他的情况比较特殊，一打嗝楼上都能听见，白天打半夜也打，自己睡不好，还特别惊扰他人。到我这儿来的第一天，我用上面的办法给他做了调理。第二天他一来，就和我说，这么久了头一回睡了个安稳觉。后来在我那儿连续做了十天，不再打嗝了。后来他和我说："神了啊！杨老师，您知道吗，现在您那名片，我都跟佛爷搁一块儿。"我说："你可别，这损死我了。"这玩笑可开大了。

小孩打嗝，有的时候可能是食道问题，你可以将中间三个手指并拢，蘸上六一粉，对准天突穴，顺着天突穴往下，经过膻中，到中脘、神阙、关元、气海，直到耻骨，按摩整个任脉6~9次，让任脉通畅。实际上，很多消化道在任脉上，除了打嗝，调理其他消化系统的疾病，都可以将这个方法和捏脊配合使用。

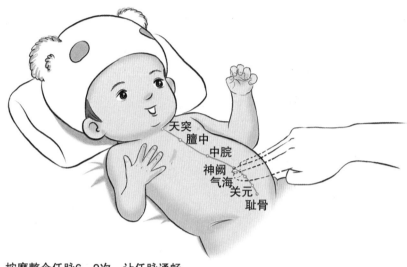

按摩整个任脉6～9次，让任脉通畅。

　　总体来说，就是在脚面上的横膈膜反射区用补泻一步法横着推100次。此外还可以点按耳朵上的膈区，每天3次，每次15下。点完耳中之后，您还可以去点按孩子喉咙下的天突穴和耳后的翳风穴，每个穴位点按10下，也会有比较好的效果。

　　对付孩子长时间止不住的打嗝，我建议重点使用以下这个方法：

第一步，点按内关穴36下，防止呕吐。

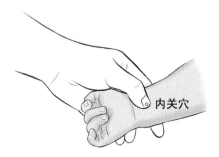

第一步，点按内关穴36下，防止呕吐。

第二步，把手心搓热，按住腹部的胃部反射区，轻轻揉动，顺揉100下，逆揉100下。

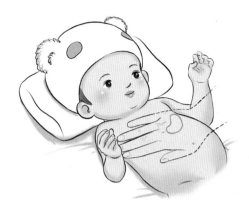

第二步，把手心搓热，按住腹部的胃部反射区，
轻轻揉动，顺揉100下，逆揉100下。

第三步，从天突，沿着鸠尾、中脘、神阙，一直到耻骨，用手掌从上到下划拉9次，起到向下疏导的作用。

以上这些都只是应急方，关键还是要调节好孩子的心理。我一直觉得，餐桌教育是最不好的教育。一家人坐着吃饭，最好不要说不愉快的事，更不要动不动说孩子这个不对、那个不对。我建议做父母的一定要多给孩子"大拇指教育"——夸赞教育。遗憾的是，很多家长根本不注意这一点，总是在饭桌上啰里啰嗦地教训孩子，孩子越吃越难受，最终导致消化机能紊乱。孩子心里一憋气，症状之一就是一直打嗝。有时候，爱的表达方式错了也会导致孩子生病。

杨奕奶奶温馨小提示　▶▶

　　这里还要提醒大家注意，有的孩子刚刚懂事，大人在吃饭的时候越说他，这个孩子就越容易打嗝，所以孩子吃饭时大人不要跟他说话。食不言、寝不语，也是一种很好的榜样教育。

治疗孩子的厌食症、食积，关键是加强脾的运化功能

症状：厌食症、食积。

方法：6岁以上的孩子可以用捏脊的方法，6岁以下可采用反射区和经络穴位按摩法，另外孩子吃饭要有节制，定时定量。

　　小儿厌食大多跟脾有关系，一般都是因为脾的运化无能或者大人的喂养不当。比如喝甜的饮料过多，造成了一种假饱的状态，孩子吃饭就不香。

　　其实厌食和饮食不当有很大关系。孩子那么小，不受七情六欲的影响，问题大多与他的饮食、睡眠习惯不良有关。除此之外，孩子不吃饭还和过分的感情依赖有关。现在家里都一个孩子，爷爷、奶奶、爸爸、妈妈，拿着勺喂饭，如果孩子不吃，就说："我们都闭眼，哪个小狗吃去了？哎哟，真好，又大一勺，哎呀，张大口。"孩子习惯了这种氛围，不是这种氛围他就吃不下去。把吃饭弄得特隆重、特重要。孩子呢，没有这个氛围就吃不下去，即使吃了也运化不了，这不也是个病嘛。

　　面对这种情况，加强脾的运化功能是最主要的。脾反射区在我们左脚脚下与心脏反射区一指距离的位置。这里要注意，所谓的一指是被做的人的一指。

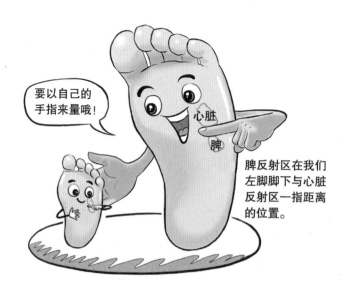

要以自己的手指来量哦！

心脏

脾

脾反射区在我们左脚脚下与心脏反射区一指距离的位置。

　　不管孩子有没有厌食，每天都要在这儿给他揉36下以上来预防。另外，大腿内侧脾经上的血海、三阴交这些穴位都揉动一下，可以很好地促进脾的运化功能。这里要注意，做足底反射区按摩是第一位的，其他的穴位按摩都是第二位的，是辅助。

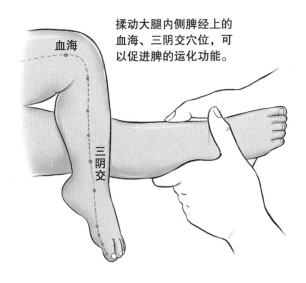

揉动大腿内侧脾经上的血海、三阴交穴位，可以促进脾的运化功能。

血海

三阴交

　　有时候孩子不爱吃饭是因为食积，如果是这种原因，从舌头上就能看出来，舌苔厚、密黄。在这里也要提醒大家，不要刮舌苔。我们小时候都刮舌苔，用牛角或者塑料制成的一种用具，打过来是个对弯，刮完用水一冲。刮惯了不刮还不行，就觉得舌头那儿别扭，可是刮舌苔很容易触及舌蕾，导致味觉不敏感。而且在望闻问切时，会找不到判断依据。

　　食积还有一个最大特点：孩子肚子大，小肚肚吊着，而且在食指的根部桡侧会有青筋。我们手指的第一关节是风，第二关节是关，第三关节是命。这条青筋到了第一关节处也就是风的位置，孩子就开始发烧了，到了第二关节也就是关的位置，就有点儿悬，积食过于严重了。所以通常观察孩子食指的桡侧，看有没有青筋，就能判断他消化功能的强弱。青筋到风处属一般，到关处病已重，到命处病严重了。

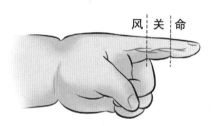

注意观察孩子食指桡侧青筋的有无与所在位置，以此判断其消化功能的强弱。

　　这种情况下，6岁以上的孩子可以用捏脊的方法，6岁以下可采用我上面讲到的反射区和经络穴位按摩法，另外就是孩子吃饭要有节制，定时定量。

　　需要注意的是，胃口不好的孩子在冬天尽量少吃或不吃水果，因为水果寒凉，容易伤胃肠。平时寒凉的食物都要尽量少吃或不吃，膨化食品、油炸食品、油腻难消化的食物也要少吃，尽量吃烧得烂、软，利于消化吸收的食物。夏天很热时，孩子吃冰棍一天也最好不要超过两根，最好不喝饮料，只喝白开水。平时孩子要多运动，吃饭前不要吃零食。

杨奕奶奶温馨小提示 ▶▶

　　应该说，很多孩子厌食是由于喂养不当造成的。所以妈妈们要注意合理喂养，不要喂食过多。"欲得小儿安，常带三分饥与寒"，这是我们祖先留下来的宝贵经验。这里面讲的三分饥，并非让宝宝饿着肚子的意思，其原则就是要使宝宝吃到七分饱，留三分余地。保持七分饱，脏腑就不容易被损伤，不易得肚子胀、肚子痛、腹泻等肠胃病。

按摩治疗孩子胃疼

症状：胃疼。

方法：用醪糟进行调理的同时，在足底进行调理。在左右脚脚底胃反射区找有痛感的位置，把有淤阻的地方按摩开。

小孩子得了胃病，一般都不太会说，但是会表现出相应的症状，如食欲不振，见人吃饭他就要吐。小脸儿看上去苍白，没什么光泽。你要问他哪儿疼，他也说不上来。有的孩子胃疼，会吐酸水，但他不知道怎么回事，以为只是打嗝。酸水嗝是非常难受的，口水里面好像有无数的针，扎得四处酸乎乎的。如果孩子总是打这种嗝，就得检查食道。

有一次我从微信里看到一个报道，说患食道癌的人越来越多。以前我认为食道癌是吃过凉或者过热的食物导致的，比如我的一个妹妹，饺子一出锅吃四五个就不吃了，要等下一拨。她吃饭的习惯就像猴子要从火里面掏栗子出来吃一样，烫着手烫着嘴才好。她母亲也是那样，不到50岁，整口牙全坏了，而且牙根特别长，到后来全换成了假牙。从她那儿我得到的经验是，食道有问题，大多是吃东西过热或者过凉导致的。后来我看了这条微信才知道，原来喝酒喝多了呕吐也会导致食道癌。因为食道的组织像鱼鳞似的，吃的东西都是往下送的，一旦呕吐食物往上走，就逆着鳞毛，结果很多地方被拉伤了。不信大家回忆一下，是不是吐完了之后会有嗓子疼的感觉，这就给食道癌埋下了隐患。同样道理，小孩老是吃了就吐，虽然比喝酒吐的伤害小一些，但是也不好。

长期胃疼的孩子，可以观察一下，他大脚趾趾根往上的趾节处，正常情况下应该是两道横纹，深度应该相同，如果是下面一道横纹，上面浅浅的一道纹，说明他贫血。

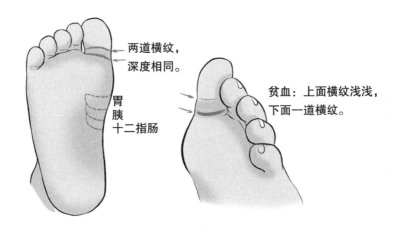

两道横纹，
深度相同。

胃
胰
十二指肠

贫血：上面横纹浅浅，
下面一道横纹。

贫血是由于长期营养不良引起的。小孩在生长发育的时候，对营养需求比较高，营养不良会导致发育不良。

我曾经调理过一个孩子，七八岁开始上学后，总是胃疼，小脸蜡黄，吃饭也不好。根据我自己小时候得胃病的情况，我建议他不要吃药。我觉得无论是身上哪儿得病，只要是内服的药都得经过胃的消化、分解，然后经小肠吸收，进入血液，之后开始循环，半小时可能才到了你疼的地儿，才能起作用。如果不是胃本身的病，它就成了替罪羊。如果你手上拉了一个口，吃完药，先是胃和肝受到伤害，然后到手这儿，那点儿药劲儿也只能麻痹一会儿。可能由于我自己有得病的经历，所以对药从心理上排斥。

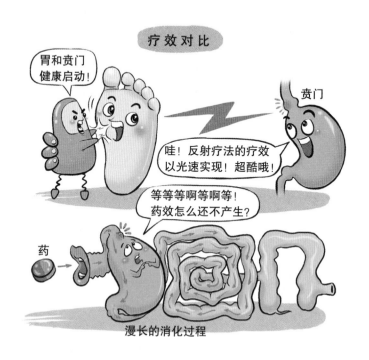

　　吃药是伤害，用一些器械检查是更直接的伤害。抽血化验还好点儿，而胃镜等检查就会有一定的伤害，所以，我感觉自然疗法中的反射疗法是最安全的，也是有效的。就像我以前说的，它靶向性很强，在胃反射区直接对应的就是胃。例如，在左脚上半节，能看出这个地方是"贲门"，左脚胃反射区的左上方和右脚胃反射区的右下方，是幽门，就进入十二指肠了。如果加上耳部的反射疗法，就可以快速地获得疗效。

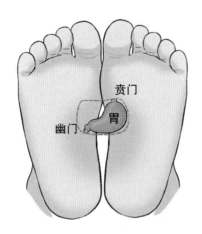

　　我后来在反射疗法方面投入了非常多的精力，虽然我们没有仪器，但是我们有对这个反射区的熟识，我们可以将各个反射区协调起来。比如在手上，我也能看到胃、食道等，但是手和脚一样，看得不那么确切，所以我就用耳反射区。从耳反射区这个口进来，经过口、食道，到胃，拐过来，是幽门，十二指肠，小肠，大肠，阑尾，盲肠，肛门。摁到哪个地方，哪个地方有反应，我自己能感觉到，真的不比B超差。对有经验的反射疗法师来说，用反射区检测，准确度不低于B超。

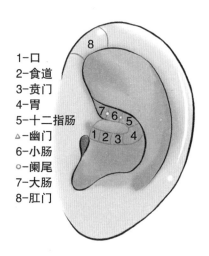

1-口
2-食道
3-贲门
4-胃
5-十二指肠
△-幽门
6-小肠
○-阑尾
7-大肠
8-肛门

　　如果是头疼，通过观察手上的这几个点，能确切知道他哪儿疼并能进行针对性的治疗。具体来说，在手上食指的第二指关节，靠近拇指的一侧用指甲掐，专治前额痛；在中指的指关节桡侧掐，专治头顶痛；在无名指的尺侧掐，专治对侧的颞部疼痛；在小指的尺侧掐，专治后脑勺疼。遵循《黄帝内经》里"左病右治、右病左治"的原则，左手的这些部位治右边的偏头疼，右手的相应部位治左边的偏头疼。

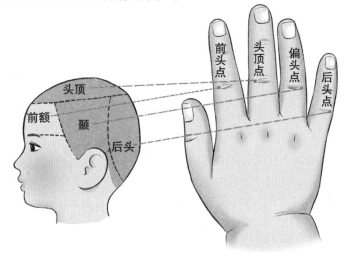

有的小孩子上腹部靠近胃部的地方疼，被诊断为慢性胃炎，需要胃镜，孩子怕不敢做。别说孩子，我都害怕。我从来不做胃镜检查。我们终究是血肉之躯，不说那条管子是什么样的，总归是物质的东西，就是塑料的它也有一个口，我忍受不了。还有那个钡餐，我根本吃不下去。我虽然没有做那个检查，但我的胃溃疡、十二指肠溃疡全好了。现在我冷热不惧，从冰箱拿出东西就吃，饿了撑了都没事。

靠的是什么呢？就是醪糟。

醪糟在川贵一带一般是给孕妇吃的，因为它能够暖心暖胃。

喝醪糟也有讲究，最好是在胃经当令的时候，也就是上午7点到9点的时候吃。这样上午9点到11点脾经开始运化的时候，它能起到很好的作用。可以加点儿蛋花，小孩子开始少喝一点儿，慢慢就适应了，因为它挺甜的。

无论大人、小孩，在秋冬交接的时候都很容易犯胃病。就好像得肺结核的人经常死于大麦熟的时候，五六月份外面大麦花儿开得特漂亮的时候，往往是肺结核加重的时候，有的已经好了，现在又得了，有的加重了就去世了。这是人和天地之间的一个规律，可能是气温等条件有助于这种结核菌的繁殖。按照老话，有很多道理是不允许问为什么的，只要遵守就可以了。

用醪糟进行调理的同时，在足底进行调理。也就是在左右脚脚底胃反射区找有痛感的位置，把有淤阻的地方按摩开。

杨奕奶奶温馨小提示 ▶▶▶

如果孩子有胃溃疡，可以适当吃点儿云南白药胶囊。孩子按照说明书吃，吃的时候把粉撒到粥里，喝粥的时候顺便喝进去。注意不要喝太稀的粥，否则药会挂在胃壁肠壁上。云南白药有通血和止血的效果，可以双向调节。我一个朋友的孩子吐血、便血非常厉害，大约吃了半年就好了。

家有"小胖墩儿"

症状：小儿肥胖。

方法：1. 先用热水泡脚，然后按揉整只脚，重点点按甲状腺反射区，每天一边揉推100下。

2. 按揉肝经上的大敦穴和公孙穴，每个穴位点揉18下。

3. 每天加强按摩大脑、脑垂体和消化系统中的肝、胆、脾、胰、十二指肠、小肠、大肠、肺、肾反射区。

4. 在孩子肚子上的大横、关元、中脘上拔罐，每次留罐15分钟左右，然后拔后背上的督脉和膀胱经。

如今，孩子吃的东西越来越好，小胖墩儿也多了起来。孩子虽小但也有自尊心，跟同学一比，或者被同学嘲笑了，就非常自卑，不愿意再参加集体活动，变得孤僻内向，长此以往对孩子的心理发育会有影响。孩子正长身体又不能节食，所以有的家长干脆给孩子买减肥药吃，开始有一定的效果，但只要把药一停，人又会迅速胖起来，反弹得挺厉害。

做爸妈的比较担心，都希望用"环保"的方法给孩子减减肥。其实我倒觉得孩子只要健康，胖点儿、瘦点儿都没关系。人的胖瘦很大程度上跟遗传或家庭习性有关。有些人天生饭量大，一顿饭饺子能吃几十个，可他就是不胖；有些人一顿饭可能也就是一个烧饼、半碗饭的样子，但他就是比别人胖。这些都不用太在意，只要健康就好，不要人为地去改变它。

当然有的孩子实在太胖了，跟个小肉墩似的，身体容易出问题，长大成人后也易患上糖尿病、高血压等疾病。这种时候确实该适当控制一下。

小孩子中单纯性肥胖比较多，有的是遗传，父母都胖，或者爷爷奶奶、姥姥姥爷胖。或者生下来是个巨大儿，在后天的吃饭当中，饮食习惯又不好，再加上汤、糖、躺、烫，就会变得很胖。有些食物热量过多，但我们也不能天天给孩子计算热卡数。我的邻居是研究营养学的主任，但家里四口人却患有肺结核、肝病等，因为什么呢？他过分讲究吃高纤维的东西，白面都不吃，天天吃麸子。那就过了，你得保持在一个正常的范围。现在有的人吃黑面包，挺好的，但是老吃那个可能又缺乏点儿东西了。咱们这白面，如果100斤麦子出81斤面，就叫富强粉，挺白的。而七五粉，就是100斤麦子出75斤面，里头有很多麸子，也很好。但黑麦面包里的麸子比七五粉还要多，纤维就多了一些，过分强调纤维也是不对的。

肥胖儿一般都是大嘴巴，没脖子，这样的孩子越胖越懒得动，动起来费劲，这是由于内分泌不调造成的。

掌管身上内分泌的是两个大的反射区，一个是脑垂体反射区，一个是甲状腺反射区。全脚都做的情况下要点他的脑垂体和甲状腺、甲状旁腺反射区，点他的脾反射区，加强运化，这样他的免疫力就提高了。另外，全脚都要做。这样的情况下，孩子要按顿吃，要均衡，少吃甜食。水果也是一样，糖分也很高，吃水果太多，营养是补充了，但同时糖分却过剩了，这样的孩子容易胖。越胖，他的运化功能越不好，反过来又克了他的脾，使他的运化功能越来越不好。于是大便也不好了，会储存太多的毒素在身体内。这种情况下，家里可以煮点儿荷叶水，里面搁点儿枸杞，也可以搁点儿桂圆，这个水可以消解一定的油脂，且它自身所带的那点甜度足够了。一次煮一小壶，渴了就喝这个，效果挺好的，还有润便通便的作用。

具体的足底按摩法是这样的：先用热水泡脚，然后按揉整只脚，重点点按甲状腺反射区，每天一边揉推100下。效果会很明显。甲状腺是主要的内分泌器官，所以点按它有很多的好处，特胖特瘦、甲高甲低、更年期，都得通过这个甲状腺反射区来调理，身体自会根据你的健康情况来"安排"你的体形。然后按揉肝经上的大敦穴和公孙穴，每个穴位点揉18下。另外，每天在大脑、脑垂体和消化系统中的肝、胆、脾、胰、十二指肠、小肠、大肠、肺、肾反射区也要加强按摩，这样坚持下来会有一定的效果。

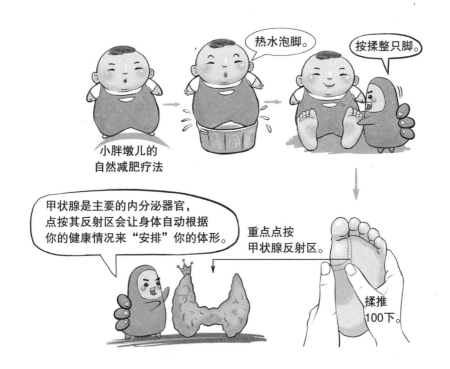

此外可以在孩子肚子上的大横、关元、中脘这几个位置上拔罐，留罐15分钟左右。然后拔后背上的督脉和膀胱经。这么做可以起到巩固的作用。

饮食方面，多给孩子吃大豆卵磷脂类食物。因为卵磷脂是植物性的，有乳化脂肪的作用。还可以用桂圆和荷叶熬水喝，温热喝、凉着喝都行。另外，每天嚼30~60个枸杞。嚼着吃的效果最好，如果觉得麻烦，用枸杞熬水喝也行。孩子要是特别虚的话，吃完枸杞容易牙疼、上火。所以，对这样的孩子不推荐这个方法。

　　用这两种自然疗法减肥要有耐心，它不像吃药节食那样有立竿见影的效果，但胖是一点点吃胖的，所以也要一点一点地减。瘦太快对身体没有好处。自然疗法减肥的最大好处是没有毒副作用，还能从根源上解决问题，而且不会反弹。做什么事情都要有恒心。按照我上面说的方法，你只要坚持下去，不用那么痛苦，也不用花那么多钱就能帮孩子成功减肥。

> **杨奕奶奶温馨小提示** ▶▶
>
> 　　减肥期间不用特别节食，遵照"早餐吃饱，午餐吃好，晚餐吃少"的原则就行，但注意晚饭后一定不要再吃东西了。

Part 5

绽放孩子美丽的笑脸——五官疾病一点通

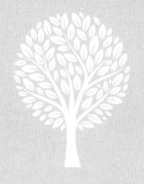

孩子得了湿疹怎么办

症状：湿疹。

方法：1. 轻轻按揉或推刮脚上的大脑、脑垂体、肺、脾、肝反射区，每次5分钟左右。

　　　2. 按摩脚心的涌泉穴上下区域，也就是肾脏反射区，每只脚100~200下，同时让孩子多喝温开水。

现在很多孩子都会受到湿疹的困扰，不少从月子里就有这个问题。好好一个娇嫩的小婴儿，满脸满身起红点儿，家长看着都特别心疼，孩子一不小心挠破了，家长更是上火。孩子得了湿疹之后，因为很痒，就表现得很烦躁，吃不香睡不好，而且，湿疹还会反复发作，断不了根。

孩子出现这种症状时，妈妈应该注意观察，先辨明是不是湿疹。荨麻疹是蜂团状的，风疹看上去则是稀疏的红色斑点，有时候表现为针尖样红点，它见了风就会起，而且容易复发。一般说来，要是孩子偏瘦，身体素质不太好，尤其是消化机能有问题的话，稍微受点风、着点凉，就容易起风疹。而湿疹是身体湿气过大、寒湿重引起的，是小红点。

　　对付湿疹这类病症，除了向医生求助外，还可以采用下面的两个小方法。

　　一个是轻轻按揉或推刮孩子脚上的大脑、脑垂体、肺、脾、肝反射区，每次5分钟左右。

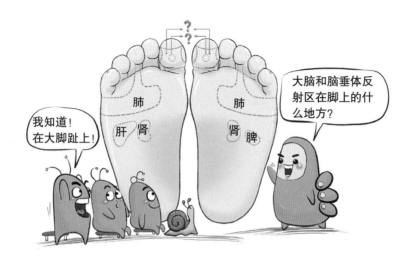

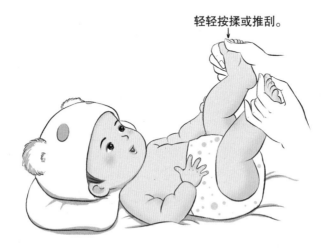

轻轻按揉或推刮孩子脚上的大脑、脑垂体、
肺、脾、肝反射区，每次5分钟左右。

第二个方法是给孩子按摩脚心的涌泉穴上下区域，也就是肾脏反射区，每只脚100~200下，同时让孩子多喝温开水，这样孩子痒的程度就会慢慢变轻。

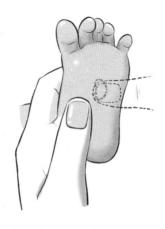

按摩肾脏反射区，每只脚100~200下。

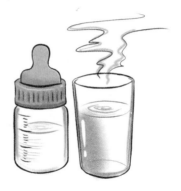

同时让孩子多喝温开水。

杨奕奶奶温馨小提示 >>

孩子得了湿疹以后，家长要注意做好清洁工作，不要用非棉质的寝具，保持室内空气流通，以此减少湿疹的复发。

让孩子远离痱子有方法

症状：痱子。

方法：1. 用沸水沏盐，等水凉温了给孩子洗澡，洗完给孩子抹
　　　　上六一散。

　　　2. 将生姜切片，用切片擦痱子。

痱子是夏天常见的皮肤病，大人孩子都会得。尤其是几个月大的婴儿，体温调节中枢还没有发育完全，天气一热，就更容易长痱子。

小孩起痱子的主要原因是肺热，肺主皮毛，孩子一热，家长再护理不当，用凉手巾这么一激，冷热不均，孩子皮肤薄，特别敏感，很快痱子就起来了。而且痱子和冻疮一样，只要起来了就总是起，这个夏天完了，下个夏天接着起，所以必须根治。

有一个非常原始的方法，老人都知道，就是在孩子起痱子的时候，用沸水沏盐，等水凉温了给孩子洗澡，洗几次孩子的痱子就消了。盐水又天然又安全，而且对孩子的皮肤也没刺激。天一热，就开始给孩子用这样的盐水洗，孩子就不会起痱子。

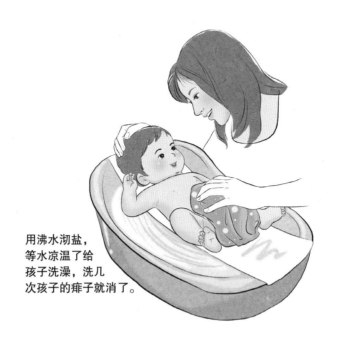

用沸水沏盐，
等水凉温了给
孩子洗澡，洗几
次孩子的痱子就消了。

　　洗完之后，再用六一散在腋窝处扑一扑，让孩子的皮肤干燥一点儿，不那么湿，就不会起痱子。六一散由六份滑石粉和一份甘草制成，纯天然，非常安全。在特别热的时候，还可以把它撒在西瓜里面吃，用来预防中暑。另外，也可以沏水喝，或作为外用。外用的时候，以我个人的经验，它比痱子粉好，因为这种药粉里面没有冰片，不会由于过凉激起痱子毒，让孩子的皮肤起疖子。特别是对刚出生的小孩，每天给他拾掇完屁股后再扑上点儿六一散，再给他铺上尿布，孩子的皮肤就可以受到很好的保护。

　　还有一个办法更简单，将生姜切片，用切片去擦痱子。刚开始擦时，孩子会稍稍有些刺痛，但很快就不痛了，擦过几小时后，痱子就会逐渐消失，效果非常好，而且不易复发。

　　杨奕奶奶温馨小提示　▶▶▶

　　　　有的家长不懂，看到孩子长痱子就用凉水去擦，以为这样可以降温，不出汗就不会发了，殊不知凉水一激痱子反而会发得更厉害。这是因为痱子大多是由出汗不畅引起的，而出了汗才能把体内的热带走。所以，用温水给孩子擦比用凉水效果好。

按好穴位，斜视归位

　　症状：斜视。

　　方法：紧的松弛下来，松的紧起来。如果内侧的神经线拉得　　　　　紧，紧点睛明穴，逆时针24下，做泻法；在左侧外眼　　　　　角瞳子髎这个穴位，用大拇指指尖抠进去，顺时针做36　　　　　下，做补法，加强这边视神经线拉的力量。（此方法适　　　　　用于6岁之前视神经没有完全发育好的孩子）

　　斜视分好几种，有的是一只眼睛斜，有的是两只眼睛斜，有的是外斜，有的是内斜，还有的是我们常说的斗鸡眼。

　　我曾经治疗过一个一只眼睛内斜的病人，当时他的黑眼球几乎看不到了，都跑到里面去了，能够看到的大部分是眼白，这说明他内侧的神经线拉得紧，所以我给他紧点着睛明穴，逆时针24下，做泻法。然后在他左侧外眼角瞳子髎这个穴位，用大拇指指尖抠进去，顺时针做36下，做补法，加强这边视神经线拉的力量。做了六七次以后，黑眼球就外移过来很多。这个病人是外地的，跑这么远做一次不容易，后来我就把方法教给孩子家长，让他回家按照这个方法做。

用这个方法做的时候，病人会觉得非常疼。就是眼睛没什么问题的，这样使劲往里抠也有痛感。家长不要舍不得，以孩子能够承受为度，用力做。或者孩子惹你生气的时候，想撒气了，别揍一顿了，抓过来给他推推背，抠抠穴位，您火儿也发了，孩子也受益了。

说到这儿，顺便要提一下我们过去做的眼保健操。我想，大部分人那时候都是应付，位置也没弄准，老师也不太管。小孩保护视力，用这套眼保健操揉揉穴位真是挺管用的，每天五分钟，管孩子一辈子。现在孩子戴眼镜早，度数大，在视神经没有发育完全之前，做做这套眼保健操，对保持和恢复视力都是有效的。

杨奕奶奶温馨小提示 》》

需要说明的是，上面提到的治疗斜视的方法，适用于6岁之前视神经没有完全发育好的孩子。

孩子眼屎多，多因肝火重

症状：眼屎多。

方法：上推右脚脚底第四、五跖骨上的肝反射区，刮脚上第
　　　二、三脚趾之间的眼睛反射区，每次36下，每天2~3次。

有些孩子眼屎特别多，不知道原因的人觉得他脏兮兮的，不干
净，或者认为大人没有把他照顾好。

婴儿有时眼屎特别多，浓黄色，很黏稠，堵在内眼睑的位置，
时间一长形成比较干的东西，看上去脏兮兮的。实际上这是因为母
亲在孕期吃了太多刺激性的食物，比如说蒜、葱、辣椒等辛辣食
物，越是胃口不好，越想吃这个开胃，使得胎儿受到辛辣之气的影
响，容易患呼吸系统疾病。上焦一热，出现炎症，那肯定是肝有问
题，肝热、肺热的情况下，偶遇风寒他就抗不住。所以别小看了眼
屎多这点儿小事，单这一点就能判断孩子的体质，知道要为孩子做
好哪些方面的调理。

如果眼屎已经很多，已经是这种体质了，怎么调理呢？可以用
药棉蘸着纯净水，慢慢给他润湿，不要拿手去抠。

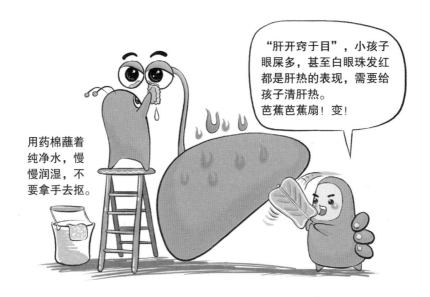

　　实际上，眼屎多不一定是卫生问题，而是一种潜在的病。中医认为，"肝开窍于目"，小孩子要是肝热，就会反映在眼睛上，眼屎多，甚至白眼珠发红都是肝热的表现。碰到这种情况，您就需要给孩子清肝热了。

　　方法很简单，小儿右脚脚底第四、五跖骨上是肝反射区，上推这个反射区就有清肝的作用，然后用大拇指刮孩子脚底第二、三脚趾之间的眼睛反射区。如果孩子肝热的话，一刮这个部位，他就会喊疼。每天2～3次，每次36下。肝火降下来了，再刮就不疼了，眼屎自然也没了。

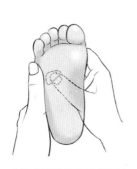

上推肝反射区可以清肝。

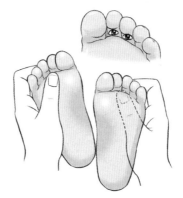

用大拇指刮孩子脚底第二、
三脚趾之间的眼睛反射区。

杨奕奶奶温馨小提示　▶▶▶

　　有些孩子天生眼屎就比别人多，这是先天性的肝热，往往是
母亲在怀孕期间喜欢吃辛辣食物造成的，在无形中给孩子埋下了
病根。所以，母亲在怀孕的时候饮食应该清淡一点儿。

孩子爱磨牙，从调理脾脏开始

症状：磨牙。

方法：1. 在孩子脚上的脾区顺时针方向按揉36下。

　　　2. 重点按揉孩子小腿内侧的脾脏反射区，每天揉搓，每
次18或36下。

有妈妈问我，孩子晚上睡觉爱磨牙，听老一辈的人说，这是

孩子肚子里长蛔虫了，不知道是不是该给孩子吃些打虫药了。我认为，孩子磨牙是消化机能出了问题。以前的孩子磨牙，多是肚子里长蛔虫，不过现在得蛔虫病的人已经很少了。为什么呢？现在咱们吃的很多东西都有农药，这些农药到了肚子里会把这些虫子都消灭了。但不管有没有长虫子，对于孩子晚上磨牙这种情况，您都可以从调理孩子的脾脏做起。

方法一：首先在孩子脚上的脾区顺时针方向按揉36下。

方法二：然后再重点按揉孩子小腿内侧的脾脏反射区。如果孩子消化机能有问题，那揉他小腿上的脾区时他肯定会觉得发酸或者胀痛。坚持每天给他揉搓，每次18或36下。等到酸胀的感觉消失了，孩子的脾胃就强壮起来了。

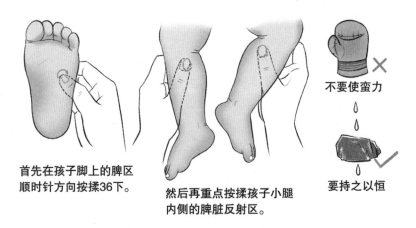

首先在孩子脚上的脾区
顺时针方向按揉36下。

然后再重点按揉孩子小腿
内侧的脾脏反射区。

不要使蛮力　✕

要持之以恒　✓

杨奕奶奶温馨小提示　▶▶

按揉脾脏反射区需要注意以下两点：

1. 不要使蛮力。

2. 要持之以恒。

孩子流口水，多半是脾虚

症状：流口水。

方法：1. 调理孩子小腿的脾脏反射区，每天晚上推18或36下。
另外，在孩子脚上的脾反射区依顺时针方向按揉，顺转
为补，每次按揉36下，多做几次也无妨。

2. 用两根点燃的艾条，在孩子的小腹上下来回熏10分
钟，隔天一次，熏1~2周。

长到三四个月大的婴儿一般都爱流口水，这是一种正常的生理
现象。但如果过了3岁孩子仍然大量流口水，甚至导致口周和下颌潮
红、糜烂，那就多半是脾虚体弱的表现，与脾胃功能失调有关，可
以用反射区疗法进行调理。

方法一：调理孩子小腿的脾脏反射区，每天晚上推18或36下。
另外，在孩子脚上的脾反射区依顺时针方向按揉，顺转为补，每次
按揉36下，多做几次也无妨。

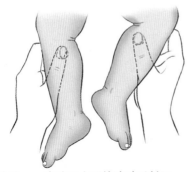

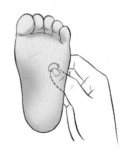

方法一：在孩子小腿的脾脏反射区，每天晚上推18或36下。

在孩子脚上的脾反射区依顺时针方向按揉，顺转为补，每次按揉36下。

方法二：用两根点燃的艾条，在孩子的小腹上下来回熏10分钟，隔天一次，熏1～2周，能明显地改善孩子的气虚状况，让孩子停止流口水，同时还有助于孩子的胃肠运化，祛寒湿，明显提高睡眠质量。

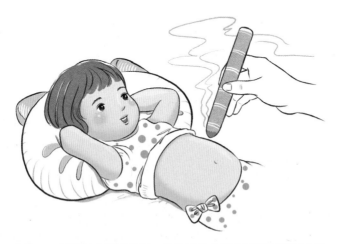

方法二：用两根点燃的艾条，在孩子的小腹上下来回熏10分钟，隔天一次，熏1～2周。

杨奕奶奶温馨小提示 ▶▶

　　常常流口水的孩子，尽量少吃或不吃寒凉的食物，同时避免受凉。如果是因为出牙引起的流口水不属于病态，家长不必过于焦虑。

反射疗法可以恢复小孩声带受损、失声

　　症状：声带受损、失声。

　　方法：用拇指从上向下按摩脚背的胸部淋巴反射区。

　　我儿子小时候不喜欢上幼儿园，而我工作特别忙，也没别的办法，刚过一岁半，就把他送去了。一去，他就哭，不肯待在那儿。幼儿园当时有规定，一岁半的时候如果进去了，就可以一直延到三岁。我一想，横下心就把他送了过去，现在我还记着，他就站门口哭，我也不进去，就瞪着他，就是不让他回来。这可好，孩子哭啊，声嘶力竭地哭。结果等到上小学，回家告诉我：老师说了，音乐课免修。为啥？念不了书。他那声带受损到什么程度呢？声带开口差一厘米就全部裂开了。一念书，前三个字有声音，后面就没声了。因此，大夫建议不要出声，所以音乐免修，语文课不用念课文。

　　那时候我还没接触反射疗法，带孩子去医院也没有特别好的治疗方法，所以很被动，一点儿积极的干预办法都没有，最后怎么恢复呢？就是告诉孩子不许喊，离着老远要想喊我们，赶紧告诉他别喊，可以打手势，不可以说话。

　　其实，这种情况是可以用反射疗法进行调理的。如果孩子突然声音沙哑，可以用拇指从上向下按摩脚背的胸部淋巴反射区，也就是从太冲穴往脚趾的方向走，正好淋巴、食道、气管都在这条线上，咽喉声带也在这，经常揉一揉，有利于声带的愈合，使撕裂的受损部分慢慢恢复。这招得留着，没准能用上。

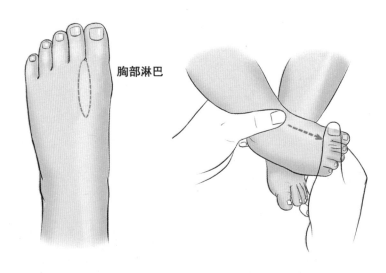

胸部淋巴

　　话说回来，我现在还能想起来我女儿第一次上幼儿园，和她弟弟一样，哭的啊，稀里哗啦，扯着嗓子哭。回到家就跟我说："妈妈，你让我干什么活儿都行，别让我上幼儿园了好吗？"三岁的孩子已经懂事了，这个话说得当妈的心里特别难受。那时候幼儿园条件有限，孩子可能是有待得不舒服的地方，但是，我觉得也是没有在孩子去幼儿园之前，和她做很好的沟通。我有一个年轻一些的朋友，我觉得她做得就很好。孩子上幼儿园之前半年，她除了让孩子经常和小朋友一起玩，还经常给孩子讲幼儿园的事情，引起她的兴趣，让她对幼儿园有意识、有概念。上幼儿园前一个月，她经常带着孩子去那个环境里看看，感受感受，并且孩子表现出来不想去幼儿园的时候，她从来不训斥孩子，总是笑着，从情绪上暗示孩子，这是一件很快乐的事情。所以她的孩子去幼儿园总是高高兴兴的，回家也欢欢喜喜的。

杨奕奶奶温馨小提示 ▶▶

　　对于经常喜爱大喊大叫的孩子，做父母的可以给孩子泡点儿胖大海、金银花等代茶饮，也可以经常熬梨水给孩子饮用，都可以起到很好的预防声带受损的作用。

每天搓脚心，不得红眼病

症状：红眼病。

方法：1. 给孩子搓脚心，每天100～200下，可将虚火往下引。

　　　2. 一块大生地（比眼睛大就行），用凉水浸泡，泡到较软时敷在眼睛上，敷好后睡觉，连敷1～3天。

急性结膜炎俗称红眼病，中医又叫"天行赤眼"。这个病是风邪热毒进入人的眼部引起的。一般它发热急、传播快，人很容易就会被传染。

红眼病一年四季皆可发作，但以夏季为多，到公共游泳池游泳、使用共用用具等都可能染上这种病。这病一发作起来，往往没等你反应过来，就已经比较严重了。得了红眼病，往往白眼球发红、眼睛疼，眼皮肿得跟个大包似的，还很怕见光，而且眼睛里老是长些黏糊糊的东西。当孩子眼部红肿刺痛明显时，采用较简易的方法就可以治愈。

例如，给孩子搓脚心，每天100～200下，可将虚火往下引。还可以去中药房买一块大生地，挑个头大的，要比眼睛大。把生地用凉水浸泡，泡到较软时敷在眼睛上，敷好后睡觉。连敷1～3天就好了。

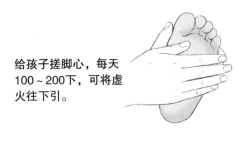

给孩子搓脚心，每天100～200下，可将虚火往下引。

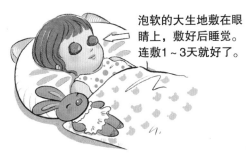

泡软的大生地敷在眼睛上，敷好后睡觉。连敷1～3天就好了。

杨奕奶奶温馨小提示 ▶▶

需要注意的是，患红眼病期间千万不要盖着得病的眼，更不要热敷。要注意保持眼部卫生，防止交叉感染。而且，不要吃鱼、虾、辣椒、膨化食品、各种炒货及油炸食品，饮食要清淡。

冻疮一朝治好，疼痛年年不犯

症状：冻疮。

方法：1.用醋泡手脚，涂抹耳朵，再用塑料手套闷起来，坚持12小时。

2. 用辣椒水温暖冻伤的手脚。把20～30个红尖辣椒泡在水里10分钟，煮开，水稍凉后边泡脚边洗。最好坚持泡20分钟。泡完了以后用被子盖一会儿。每天用辣椒水泡10分钟，连泡3～5天，冻疮基本就可痊愈了。

3. 如果冻疮已溃烂，可用温和一点的方法。到市场上买来新鲜的山楂，撒上水后搁在冰箱的速冻柜中冻硬。将冻好的山楂煮水，然后用煮烂了的山楂来擦冻红的地方。一般擦两三次就好了，也不会太疼。如果鲜山楂买不到，可以用少量的辣椒煮水，用毛巾蘸着热敷。

好多人一到天气寒冷的时候，手脚就开始龟裂、生冻疮，主要原因是身体末梢供血不足。孩子的情况更严重，因为他们的供血能力比成年人要差，抵御寒冷的能力也差一些。有的孩子是汗脚，又爱穿单鞋，就更易冻脚。一般刚开始冷的时候穿得少，不注意，最容易冻脚，到了三九天反而没什么事儿了。长冻疮是很难受的，开始会觉得脚冰凉，一到稍微热点儿的地方又会痒得难受，还伴有疼痛，抓都没法儿抓，尤其是一朝冻了就年年复发。

当孩子的手上裂口子时，除了戴手套这个简单的保护方法外，我再教大家几个更有效的小方法。

方法一：用醋泡手脚，涂抹耳朵，再用塑料手套闷起来，坚持12小时。一宿以后，手就好得差不多了，脚也是一样。

方法二：用辣椒水温暖冻伤的手脚。把20～30个红尖辣椒泡在水里10分钟，煮开，水稍凉后边泡脚边洗。最好坚持泡20分钟。泡完了以后用被子盖一会儿。不管是手上还是脚上的冻疮，都可以试一试这种方法。每天用辣椒水泡10分钟，连泡3～5天，冻疮基本就可痊愈了。

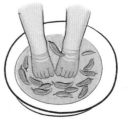

方法二：用辣椒水温暖冻伤的手脚。

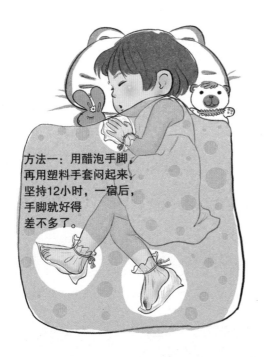

方法一：用醋泡手脚，再用塑料手套闷起来，坚持12小时，一宿后，手脚就好得差不多了。

方法三：用煮烂了的山楂擦冻红的地方。

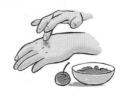

方法三：如果冻疮已溃烂，再用辣椒水泡肯定受不了，那您就用下面这个温和一点儿的方法。到市场上买来新鲜的山楂，撒上水后搁在冰箱的速冻柜中，只需一会儿它就被冻得硬挺挺的。用冻好的山楂煮水，这一冻一化，它就烂了。您就用烂了的山楂来擦冻红的地方。一般擦两三次就好了，也不会太疼。

杨奕奶奶温馨小提示 ▶▶

如果鲜山楂买不到，怎么办呢？您可以用少量的辣椒煮水，用毛巾蘸着热敷。

冻疮一般是一年治好，年年不犯。忍得一时之痛，可换岁岁平安。这笔"买卖"还是很划得来的。

王不留行籽让孩子摘掉小眼镜

症状：假性近视

方法：1. 在耳朵上的目1、目2反射区贴王不留行籽。用医用胶布固定住，贴2~3天后取下。一次只贴一只耳朵，第二次换另一只耳朵，交替来贴。

2. 贴完后，每天在孩子右脚的肝反射区和眼部反射区推按5分钟。

现在孩子的功课繁重，很多孩子小小年纪便戴上了眼镜，一副小博士的样子，都快没有童年了。其实，这些戴眼镜的孩子多数属于假性近视，如果及时调治，他就能轻松地摘掉眼镜。

方法很简单，我们的耳朵也是一个人体全息反射胚，其中对应眼的部位有四个，一个是眼区，一个是肝区，还有目1和目2。

　　具体怎么个调理法呢？在耳朵上的目1、目2反射区贴王不留行籽。王不留行籽在药店很容易买到，但一定要买生的，炒开花了的不可以，最好到医疗器械门市部去买做好的耳贴。如果孩子是假性近视，可以买些来给孩子贴到耳朵上的肝区，或者目1和目2各贴一个，用医用胶布固定住，贴2～3天后取下。一次只贴一只耳朵，第二次换另一只耳朵，交替来贴。

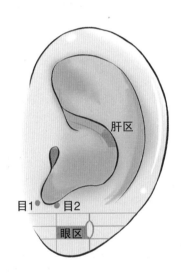

目1、目2反射区贴王不留行籽。

　　贴完后，每天在孩子右脚的肝反射区和眼部反射区推按5分钟。

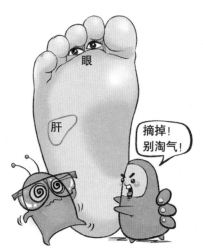

在右脚的肝反射区和眼部反射区每天推按5分钟。

这两个方法结合起来，往往做上一个月左右，孩子的小眼镜就能摘下来了。治孩子假性近视的方法就这么简单，"江湖一点诀，说破不值三分钱"。

杨奕奶奶温馨小提示 ▶▶

　　各位妈妈在家中可放置一个视力表，随时检测孩子的视力，这是个很不错的方法。

去除牛皮癣，还孩子一个光滑的皮肤

症状：牛皮癣。

方法：1. 每天泡脚30分钟，在脚下的肾、输尿管、膀胱反射区着重按揉，做108下，有时要做到300下或360下。接着在免疫系统反射区重点按揉，也就是在腹股沟、肾上腺、脾、上下身淋巴、胸部淋巴反射区做108下。泡脚后，在背部的脾俞、肺俞拔罐40分钟左右，连续拔10天。治顽癣的疗程比较长，可能需要5个月以上。

2. 避免皮肤结疤：在长癣部位用砭石等工具刮，之后用另一块消过毒的砭石在长癣的地方摩擦皮肤。

3. 预防癣疾：将两只手放在两脚踝骨后面，大拇指在一侧，食指和中指在另一侧，从下往上使劲提拿，每天100下。

牛皮癣、脚癣、手癣等顽癣很难治，一旦爆发开来非常恐怖。我就见过一个小姑娘除了脸上还算干净之外，全身上下厚厚的一层癣，吃了很多药，找了很多医生，试了很多偏方，都不管用。

其实人身上有一个反射区叫顽癣区，如果您能好好地使用它，牛皮癣、荨麻疹等顽固性皮肤病都可以减轻乃至祛除。这块大药田就在脚后跟上的一块"三角地"里，紧挨着子宫、坐骨神经、生殖腺反射区。具体怎么做呢？

可以每天泡脚30分钟，在脚下的肾、输尿管、膀胱反射区着重按揉，做108下，有时要做到300下或360下。接着在免疫系统反射区重点按揉，也就是在腹股沟、肾上腺、脾、上下身淋巴、胸部淋巴反射区，各做108下。

泡脚后，在背部的脾俞穴、肺俞穴拔罐40分钟左右，连续拔10天。一般来讲，起癣是因为肺燥、脾湿，所以要在脾俞和肺俞处做排毒拔罐。

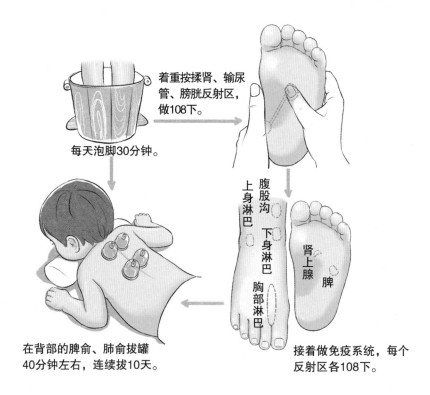

着重按揉肾、输尿管、膀胱反射区，做108下。

每天泡脚30分钟。

腹股沟

上身淋巴

下身淋巴

胸部淋巴

肾上腺

脾

接着做免疫系统，每个反射区各108下。

在背部的脾俞、肺俞拔罐40分钟左右，连续拔10天。

　　还有一种方法是在长癣部位用砭石等工具刮，之后用另一块消过毒的砭石在长癣的地方摩擦皮肤。这样做可以避免皮肤结疤。

　　此外，把两只手放在两脚踝骨后面，大拇指在一侧，食指和中指在另一侧，从下往上使劲提拿，每天100下，有预防癣疾的作用。

杨奕奶奶温馨小提示 ▶▶

　　治顽癣的疗程比较长，可能需要5个月以上，只要不厌其烦地坚持做下去，孩子的皮肤就能恢复光滑。

Part 6

调气养血，强身健体——骨科疾病按摩法

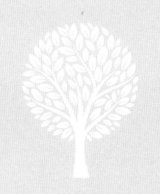

松松紧紧，不会斜颈

症状：斜颈。

方法：松松紧紧加足底按摩。如果孩子往右侧斜，说明左边的
　　　这根筋是非常紧张的，那就在这一侧做放松动作，用泻
　　　的方法按揉。做完后，在右侧松的这一边用顺的手法做
　　　加强。另外，在脚上大拇指外侧的颈椎和颈项反射区做
　　　舒展，左脚管右边的事，右脚管左边的事。另外肌肤反
　　　射区要多做，打通他的气。

斜颈一般都是生下来就带着的毛病，属于先天性的，不能硬
掰，但是我也反对做手术。我的方法是什么呢？松松紧紧加足底按
摩。比如孩子往右侧斜，说明左边的这根筋是非常紧张的，那就在
这一侧做放松动作，用泻的方法按揉。做完后，在右侧松的这一边
用顺的手法做加强。另外，在脚上大拇指外侧的颈椎和颈项反射区
做舒展，左脚管右边的事，右脚管左边的事。另外肌肤反射区要多
做，打通他的气。

当初我在名医门诊的时候来了一个小男孩，3岁多，斜得挺厉
害，脑袋完全靠在肩膀上，不知道的还以为是完全粘连了，但从皮

肤外表看，根本看不出原因。

当时，我确实没见过这种病，不知道怎么帮他。然后就想到两个大脚趾的颈椎反射区，于是就先在这个位置摸摸看。结果发现，右脚反射区的反应特别强烈，一摁，他就使劲往后缩脚，再摸左脚，反应就没有那么强烈。可以看出，右脚特别疼和左颈这样紧缩的情况是对得上的。这是我初次接触这类病症，没有在脖子这个位置做特别的调理。

后来，又遇见一个斜颈的小女孩。我印象特别深，她妈妈非常乐观，进来给我们介绍的时候说："我们这个是自小拉小提琴的。"这个孩子和前面那个小男孩倒过来，往右边斜。她来的时候，我已经接触过其他的按摩方法，于是就在她脖子紧缩的这一侧，做"农村包围城市"手法，只是最后没有捶，改用舒展的方式。具体方法是：将当中最紧缩、最痉挛的地方定为一点，然后上下左右，分别各一横指定四点，在这四点先做，上顺9逆6，下顺9逆6，左顺9逆6，右顺9逆6，这样做完以后，又在当中做顺36逆24。在其他部位做的时候还有一个捶打的动作，但这里就不捶打了，改用刮板，就在这个地方刮。这个孩子在我这里大概做了不到十天，她的脖子就已经能直起来了，十几天后就挺好的了，她也就不来了。

杨奕奶奶温馨小提示

> 在这儿，我把两个经验结合在一起介绍给大家，其实道理很简单：紧的你要给他松弛下来，松的你要帮他紧起来。松紧得当，自然手到病除。

经常推一推，有个好颈椎

症状：颈椎病。

方法：1. 每天帮孩子揪一揪脚上大脚趾，疏理一下颈椎反射区，或者用补泻一步法顺着往上推一推，孩子越喊疼你越得坚持推。

2. 缝一个小的细长条的布袋子（约8厘米宽，20厘米长），装上大盐粒，每次用前放在微波炉里加热，睡觉的时候让孩子枕在后颈下，让盐气从头后面的孔穴进去。

3. 把自己的手搓热，每天给孩子在脖颈这儿搓搓，活动活动。

颈椎病不是大人的"专利"，孩子也有患这种病的。我知道一个9岁的小男孩，他也得了颈椎病。什么原因呢？因为现在的书越出越厚，越来越重。孩子背上双肩包以后，小脖子就得探着。而且，孩子上课很辛苦，回家还得做几个小时的作业。老师布置的作业完成了，还得做家长布置的。这种高强度的学习让孩子体力严重不支。背的书包重、上课累、做作业辛苦，这就容易使孩子颈椎疼。

我在《手到病自除》前三本书里讲过，治颈椎病刮痧比较有效，但是孩子皮肤比较稚嫩，刮痧不太适用。现在讲几个对孩子比较适用的方法。

　　方法一：每天帮孩子揪一揪脚上大脚趾，疏理一下颈椎反射区，或者用补泻一步法顺着往上推一推，孩子越喊疼你越得坚持推。

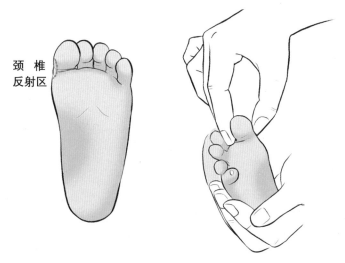

颈椎
反射区

方法一：每天帮孩子揪一揪脚上大脚趾，疏理一下颈椎反射区。

　　方法二：缝一个小的细长条的布袋子（约8厘米宽，20厘米长），装上大盐粒，每次用前放在微波炉里加热，睡觉的时候就让孩子枕在后颈下，让盐气从头后面的孔穴进去。这样做不仅养头部的精气，还能把阻塞的道路打通。对我们人体，头可是最重要的，因为头是阳气汇集的地方，人能活着，就是因为人体内的阳气。阳气从哪里来？从阴气那里来，阳生阴长，互相生长。盐本身是属阴的，它归于肾，明目，通便。最重要的是，盐可以用来调和脏腑。盐粒还能吸热，储热。

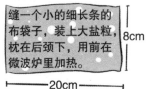

方法二：

缝一个小的细长条的布袋子，装上大盐粒，枕在后颈下，用前在微波炉里加热。

8cm

—20cm—

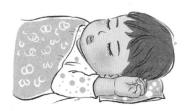

每天睡觉的时候让孩子枕着它，让盐气从头后面的孔穴进去。

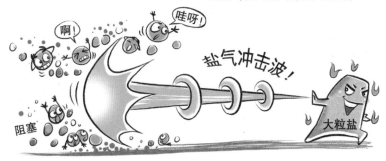

啊！

哇呀！

盐气冲击波！

阻塞

大粒盐

方法三：把自己的手搓热，每天给孩子在脖颈这儿搓搓，活动活动。

杨奕奶奶温馨小提示 ▶▶

家长们平时要多留意，孩子只要一喊脖子不舒服了，你马上就得帮他刮一刮。其实，颈椎病在前期确实是小病，就是脖子有点儿不舒服而已。如果家长稍微懂点儿保健的知识，这些小毛病就不会带来困扰，更不会发展成大病。脖子是身体最薄弱的一个地方，风寒很容易进去，要注意保护。

若孩子得扁平足，错在大人

症状：扁平足。

方法：做全脚，保持血液通畅。

如果说以前孩子得扁平足还有可能是因为营养没跟上，现在这一代营养充足的孩子得了扁平足，百分之百都是大人的错。现在的家长总是怕孩子输在起跑线上，一听说别人的孩子会爬了、会坐了、会说话了，就着急：为什么我的孩子还不会？往往就是这种攀比的心理害了孩子，比如说在孩子自己还没有意愿站立和走路的时候，过早让孩子练习站立和走路。

老话说，三翻六坐九爬，一岁能站能走。这说的是大部分孩子都是这样一个成长规律，咱的孩子只要不出大框框，一岁能走和一岁零一个月会走，都很正常，没必要因为孩子比别人晚走了几天就着急。现在的孩子多数都比较胖，骨头还没有完全长好，体重重的话，过早站立就容易形成扁平足。

另外，孩子十几岁发育迅速的时候，不要穿劣等球鞋。现在孩子都爱穿旅游鞋，鞋底又硬又薄，鞋垫在足弓的位置没有突起的保护垫，对于脚弓没有足够的支撑力度，这样也很容易形成扁平足。

尤其是家长有扁平足的要注意遗传，有了这样的病，对他的一生都会有影响。

我们那时候考大学，体检的时候都要从白灰上走过，脚上沾一下，平地再踩一下，看看当中这块距离多大，距离小的话，说明你没脚心。登山不行，远行不行，对于工作有很大影响，而且弹跳能力会受影响，负重能力差，腿肚子动不动就很乏力，而且容易足底麻木，骨质增生。从反射区来说，脚弓这个位置正是人脊柱的反射区，如果它塌陷下来，肯定对腰椎、脊椎都有一定的影响。

在纠正扁平足的时候，可以买一个比较高级的鞋垫，使脚弓处得到一些保护。孩子更要多注意，穿鞋要宽松点儿，不要穿小鞋。教育孩子不要从高处往下跳，否则对脚后跟和脚掌都会有影响，对于脚弓也有一定的损伤。

如果已经得了扁平足怎么办呢？还是从足底进行调理。一是给他做脚，做理疗，保持足部血液通畅。具体方法就是做全脚。比如孩子一天上学挺累，回来让他暂时舒缓一下，这样不至于有瘀阻的地方。大家也知道，如果这块地儿有水洼，就老在这儿积水，那么我们就把它调整过来，这样的话就不容易出现问题。足弓那个地方调整过来，让它气血通畅了，可能骨骼、肌肉就会发育得好一些。孩子没有成年时，就还有改变的可能。

杨奕奶奶温馨小提示 ▶▶

　　孩子从出生到四五岁，往往足弓较为扁平；随着年龄的增长，到6岁左右会发育形成明显的足弓。如果在8岁时仍未出现明显的足弓，就可能是扁平足。

消灭足跟痛

症状：足跟痛。

方法：1. 在痛脚同侧手的大鱼际边上找到痛点，先在痛点周围点揉，顺9圈，逆6圈，再在痛点重力按揉，顺36圈，逆24圈。

　　　 2. 五斤醋，不加水，煮开凉凉后泡脚，连续泡五天。

　　　 3. 每天用大拇指按揉足跟，尤其是足痛点，按20分钟。

　　不少人有脚后跟痛的毛病，大多发生于中年以后，而且男性发病率高。一般足跟痛是肾虚所致。有的人不是脚后跟这块疼，而是内侧或外侧的坐骨神经痛，这些毛病统称为足跟痛。很多小孩子也会足跟痛。我的一个小侄孙，10岁了。他妈妈说最近孩子老嚷嚷脚后跟疼。我看他下楼的时候老爱隔着两三个台阶就开始往下蹦，在路上走的时候也是这样，碰着个高点儿的台子就非得爬上去，再往下蹦。你说，他能不疼吗？孩子爱蹦爱跳，很容易把足跟震坏了。

孩子嚷嚷脚后跟疼，说明他的足跟已经受到伤害了，必须给他调理治疗。

　　方法一：在痛脚同侧手的大鱼际边上找到痛点，先在痛点周围点揉，顺9圈，逆6圈，再在痛点重力按揉，顺36圈，逆24圈。

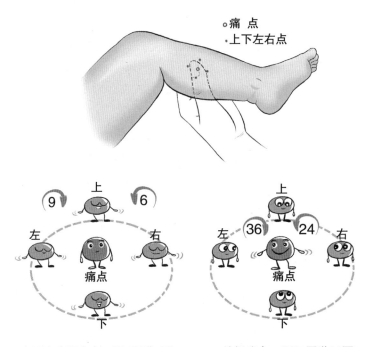

　　上下左右四个点，顺9圈逆6圈。　　　　按揉痛点，顺36圈逆24圈。

　　方法二：五斤醋，不加水，煮开凉凉后泡脚，连续泡五天。

　　方法三：每天用大拇指按揉足跟，尤其是足痛点，按20分钟。

杨奕奶奶温馨小提示 ▶▶

　　建议家长平时多观察自己的孩子，发现他有爱蹦的特点就要提醒他。另外，平时要多给孩子做全足按摩，同时重点推按足跟部位，就能消灭足跟痛。孩子的病都是小时候攒下的，学会我教给您的方法，就能让孩子的健康赢在起跑线上。

防止孩子脊柱弯曲的好方法

　　症状：脊柱弯曲。

　　方法：1.按摩足部的肺、肾、肝、脾反射区。

　　　　　2.通过疏理第二掌骨反射区来调整：用大拇指推按第二掌骨（哪里有沙粒、硬结、凹陷，就在哪里揉），每天至少推按10分钟。

　　　　　3.陪伴孩子做美颈健背操。

　　现在孩子的课业负担越来越重，背的书包也越来越重，经常在街上看到挺小的孩子背个巨大的书包，书包压在身上跟座小山一样。小孩子骨质比较软，脊柱没有成形，如果书包过沉，很容易在小小年纪就变成S形脊柱，两个肩膀一高一低，含胸，跟大人一样有肩颈毛病，甚至变成个小驼背，外形很不好看。

　　为了防止孩子形成S形脊柱，很多家长都给孩子买背背佳。但是父母不要觉得买个背背佳就可以一劳永逸了。孩子每天放学回来，家长要给他推推背，调调脊椎，这才是防止孩子脊柱弯曲的好方法，效果比穿背背佳不知好多少。

当然，给孩子做的时候力道不要太大。刚开始一段时间，做完以后孩子可能会感觉呼吸受阻，因为刚刚把肩膀和脊柱都调整到正常状态，他一时适应不过来，这时候再给孩子戴个质量好、适合他的背背佳，巩固巩固。千万不能买通号的，更不能买劣质的。

脊背变形其实是骨关节变化、韧带松弛造成的，它还和肝经有关系，因为肝主筋。另外，脾主肉，肌肉软塌塌的就和脾虚有关系。所以调理时，我们要对足部的肺、肾、肝、脾等反射区进行全方位的"呵护"。

方法一：按摩足部的肺、肾、肝、脾反射区。

方法二：通过疏理第二掌骨反射区来调整，操作简单，很有效。具体的做法是用大拇指推按第二掌骨，随时随地都可以做，每天至少推按10分钟，这样，全身的气血畅通了，就可以对骨骼的变形起到一个遏制作用。第二掌骨的区域很小，但什么病都可以一并调理。在按摩第二掌骨的时候，不必专门找哪个反射区，可以挨个检查，哪里有沙粒、硬结、凹陷，就在哪里揉。

方法三：陪伴孩子做美颈健背操。

1. "鹤摇首"和"鹤点首"。

"鹤摇首"就是头探出来，从左到右画圈，然后再从右往左画圈，反复9次。"鹤点首"就是头往前伸，前、下、后、上，反复9次。这样就把颈部的筋都舒展开了。这个操最好是在人犯困的时候做。

2. 扩胸，展肩。

3. 摇腰。

4. 蹲起。

每天抽 5 分钟练习10个蹲起动作，不需要多少时间，就能保证每天都健健康康。

5. 蹬小腿。

小腿后面是腰背部反射区，哪儿疼就说明腰背部哪儿不舒服。没事儿多用脚后跟去蹬小腿后面，对缓解背部的疲劳非常有效。

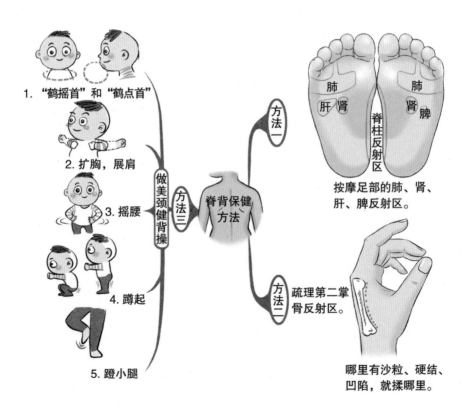

1. "鹤摇首"和"鹤点首"

2. 扩胸，展肩

3. 摇腰

4. 蹲起

5. 蹬小腿

做美颈健背操

脊背保健方法

方法三

方法一

方法二

疏理第二掌骨反射区。

肺　肝　肾　脊柱反射区　肾　脾

按摩足部的肺、肾、肝、脾反射区。

哪里有沙粒、硬结、凹陷，就揉哪里。

这个操我在《手到病自除2》里讲过，当时是推荐给白领族、电脑族等经常坐着，腰背容易出问题的人士，对孩子也能起到调整肩颈背的作用。我建议妈妈们都学一学，学会了教给孩子，每天陪着孩子一起做，你好他也好。

> **杨奕奶奶温馨小提示** >>
>
> 　　如果症状不是太严重，只要提醒孩子多注意休息，每天扩胸5分钟，就不会有太大问题。如果脊柱已经开始变形，就要做整脊按摩。注意，做整脊按摩一定要找经过专业训练、技术较好的人来做，否则很容易矫枉过正，导致不良后果。

如果孩子遇上腿脚莫名肿痛

症状：腿脚莫名肿痛。

方法：根据左病右治、右病左治的原则，在肿腿相对的那条腿的相应部位找到痛点，做一次五行生克补泻法，分别按揉痛点周围的上下左右四个点，顺9圈逆6圈，最后按揉痛点，顺36圈逆24圈，再敲打痛点81下。做完后在患处涂抹云南白药。

有时候孩子会得些找不到原因的怪病，虽然不大常见，我这里也说一说。一旦大家遇上了，除了上医院治疗以外，自己也能配合着调治调治，让孩子好得快一点儿，少受点儿罪。

我以前见过一个孩子，他的小腿无名肿痛，脚都放不平，脚后跟几乎不能挨地，非常痛苦。在他一条腿的痛点处可以摸到一个鸡蛋大的疙瘩，很硬。

像孩子腿上的这种无名肿痛，如果去医院检查不出什么病理性原因，一般都跟筋的挛缩有关，平时如果受寒或运动不当，筋就会挛缩成个球。如果出现无名肿痛，可以用以下的方法来调治。

根据左病右治、右病左治的原则，在肿腿相对的那条腿的相应部位找到痛点，做一次五行生克补泻法，分别按揉痛点周围的上下左右四个点，顺9圈逆6圈，最后按揉痛点，顺36圈逆24圈，再敲打痛点81下。做完后在患处涂抹云南白药。

杨奕奶奶温馨小提示　▶▶

上面介绍的这个方法不仅对孩子腿脚的无名肿痛有很好的调治作用，对老年人腿脚的无名肿痛也有不错的疗效。只不过，不管是孩子还是老人，调理以后都不要做剧烈运动，要注意休息。

Part 7

父母就是最好的医生——其他病症按摩法

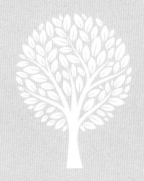

肝胆调理好，晚上不哭闹

症状：晚上哭闹。

方法：1. 根据具体情况，好好调理脚底的肝、胆反射区。

2. 取吴茱萸10克，用鸡蛋清调成糊状，敷在脚心，用
胶布粘好。每晚敷上，第二天早上取下即可。

有些读者反映，家里的孩子晚上总哭闹，睡不好，不知道这是不
是一种病。这得分情况。第一，如果夜里只有一两次啼哭，可能是做
梦了，那不要紧；如果老是夜里啼哭，那就可能有问题。第二，看时
间。如果孩子经常在晚上11点多的时候开始哭，说明他的肝有点儿问
题。因为这时候是胆经在"值班"，"肝胆相照"，肝和胆是互为表
里的。那么您就要在孩子脚底的肝、胆反射区好好进行调理。可以根
据下面的表格自己来判断，然后对症施治就可以了。

经络值班时间表

经络	值班时间
大肠经	早上5点到7点
胃经	上午7点到9点
脾经	上午9点到11点
心经	中午11点到1点
小肠经	下午1点到3点
膀胱经	下午3点到5点
肾经	下午5点到7点
心包经	晚上7点到9点
三焦经	晚上9点到11点
胆经	半夜11点到1点
肝经	半夜1点到3点
肺经	夜里3点到5点

除了反射区的调理以外，再告诉大家一个非常容易掌握的小方法。

取吴茱萸10克，用鸡蛋清调成糊状，敷在孩子的脚心，用胶布粘好。每晚敷上，第二天早上取下即可。孩子睡觉的时候可能不老实，必须多注意，如果孩子把药踢掉了，要及时补上。

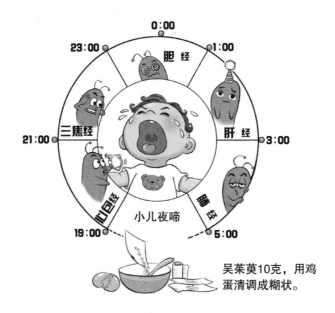

吴茱萸10克，用鸡蛋清调成糊状。

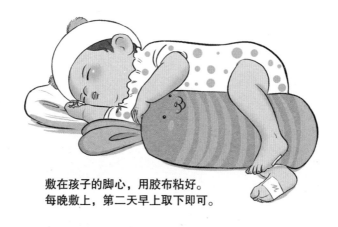

敷在孩子的脚心，用胶布粘好。
每晚敷上，第二天早上取下即可。

杨奕奶奶温馨小提示 ▶▶▶

> 需要注意的是，孩子缺钙或营养不均衡，晚上也会哭闹。如果是这种情况，就要给孩子补补钙，让他多晒太阳，还要经常给他点按脚上的甲状腺反射区，增强钙的吸收能力。此外，每天再给他推推背，捏捏脊，以增强脾胃的功能。

喂后空掌拍，孩子不溢奶

症状：溢奶。

方法：孩子吃完奶，妈妈要一只手托头托后背，一只手托着臀部，慢慢把他送到自己的肩上，然后搂着，用空掌从下到上，从长强一直拍到大椎，直到孩子打个嗝把气体排出来。然后在脚心多给孩子抓抓，就可以使食物都运下去，也能促进大肠的蠕动吸收。

溢奶是怎么造成的？两个原因，一个是妈妈的乳头和孩子的嘴没能"无缝衔接"。看看孩子吃奶的动作就会发现，孩子是用舌头裹着奶头，但主要是上嘴唇接触的部分，如果裹得不好，下面这块肯定会有缝隙。这样他在喝奶的时候，就有可能从两边进去很多气体。气体先下去了，奶后咽下去，就跟弄个空瓶搁水里冒泡一样，这个时候进去一些小气流就压在底下了。孩子这样吃完一般都不舒

服。那怎么办呢？一定要先让这些进去的气冒出来。有些没经验的
妈妈，孩子一吃完就把孩子撂下，孩子得多难受，可不得溢奶嘛。
所以，孩子吃完奶，妈妈要一只手托头托后背，一只手托着臀部，
慢慢地把他送到自己的肩上，然后搂着，从下到上，从长强一直
拍到大椎，直到孩子打个嗝把气体排出来。注意拍的时候要空掌
拍，这样孩子比较舒服。

吃奶时容易两边进去气体。

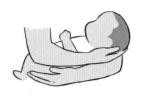

妈妈要一只手托头托后背，
一只手托着臀部。

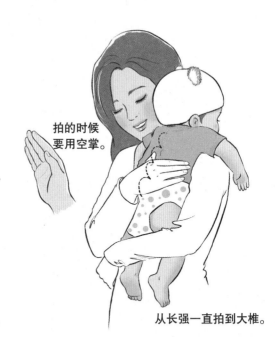

拍的时候
要用空掌。

从长强一直拍到大椎。

> **杨奕奶奶温馨小提示** ▶▶
>
> 　　造成溢奶的原因有两个，第一，是空气被吸进去了。第二，是空气没被排出来。吸进去是难免的，但要及时让它排出来。
>
> 　　另外，空气排出来以后我们在脚心的地方多给他抓抓，就可以使食物运下去，也能促进大肠的蠕动吸收。

小孩子撒尿不正常，揉肾反射区来帮忙

　　症状：尿潴留。

　　方法：点肾上腺反射区，揉肾反射区，推输尿管反射区，揉膀胱反射区，推尿道反射区。

　　孩子便秘是比较常见的，但尿潴留相对较少。尿潴留就是孩子几天都不撒尿，小肚子肿，表现得焦躁不安。遇到这种情况怎么办呢？您就揉揉肾反射区。因为孩子不撒尿多半是湿热淤积在膀胱里，使膀胱排尿的功能减弱了，所以有尿却不能及时排出去。我在几年前接诊过一个得这种病的小女孩，儿童医院都说没法治，我三天就治好了。

　　我用的是什么方法呢？就是点肾上腺反射区，揉肾反射区，推输尿管反射区，揉膀胱反射区，推尿道反射区。

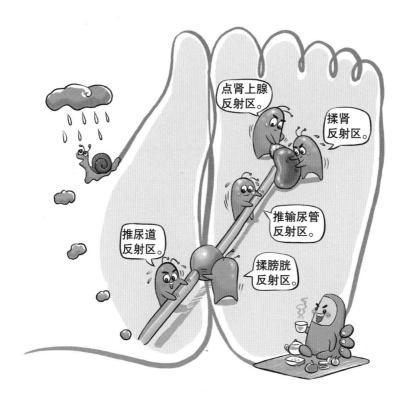

杨奕奶奶温馨小提示 >>

　　防治小孩尿潴留，家长要让孩子适当忌口，饮食上清淡些，不要经常吃大鱼大肉。另外，还要注意锻炼身体，经常带孩子出去活动活动。家长还要教育小孩有了尿不要憋着，有了就去尿，养成良好的习惯。尤其是刚上幼儿园的小孩，可能还不知道上课下课是怎么回事儿，有时候上课时想尿尿却不敢去。时间长了，孩子容易养成有尿就憋的习惯。所以，家长要注意跟幼儿园的老师沟通好，多观察孩子。

每天按摩脑垂体反射区3分钟，尿床去无踪

症状：尿床。

方法：1. 足部反射区按摩法：以10天为一个疗程，重点按摩脚上的肾、膀胱、尿道、输尿管等反射区，同时疏理脾脏和大脑反射区，每次给孩子做15～20分钟就可以了，一天1～2次。

2. 每天点按脑垂体反射区3分钟。

3. 如果孩子遗尿，同时伴有手脚冰凉、面色苍白、舌质淡、舌苔白等症状，家长要在配合食疗补肾的同时，自己动手用艾条熏穴位来治疗。每天给孩子用艾条熏一次。

4. 辅助疗法：按摩双耳来补肾。

孩子尿床，是让父母比较头疼的一件事。很多人被折腾得觉都睡不好。不养儿不知父母恩，带过孩子的人恐怕体会最深了。经常遗尿容易造成孩子的心理障碍，仔细观察一下就会发现，遗尿的孩子多数先天发育不良，体质较弱。

跟老人遗尿不同，孩子遗尿不是因为括约肌松弛了，而是泌尿系统有问题。不过也有例外的，比如说孩子得了先天性骶裂（也就

是骶骨上有裂纹）也会导致遗尿。碰到这种情况，父母最好先带孩子到医院拍个片子，看一下他的骶椎是不是有问题。如果不是先天骶裂，孩子患遗尿症及尿频多与肺、脾、肾功能失调有关，其中尤以肾气不足最多见。患有肾炎的孩子也多伴有遗尿的现象，可以通过刺激孩子的泌尿系统和肾的反射区来治疗。

我推荐的这种足部反射区按摩法，以10天为一个疗程。根据我的实际经验，一般一个疗程做完孩子遗尿的问题就解决了。具体方法是：重点按摩脚上的肾、膀胱、尿道、输尿管等反射区，同时疏理脾脏和大脑反射区，每次给孩子做15～20分钟就可以了，一天1～2次。我们的五个脚趾下面对应的是前额反射区，大脚趾趾腹就是大脑反射区。此外，每天点按脑垂体反射区3分钟。脑垂体反射区位于大脚趾趾腹中间，它相当于人体九大系统的司令官，大到血液循环，小到生物钟，吃喝拉撒都归它管。所以，每天点按孩子的脑垂体反射区3分钟，对调治遗尿的效果很好。

如果孩子遗尿，同时伴有手脚冰凉、面色苍白、舌质淡、舌苔白等症状，家长要在配合食疗补肾的同时，自己动手用艾条熏穴位来治疗。每天给孩子用艾条熏一次，能起到很好的补气、补肾、祛肾寒的作用。具体方法是：

1. 取艾条1～2根，点燃后在孩子的肚脐及周围上下来回慢慢移动。艾条距皮肤1寸远，不要烫伤皮肤。

及时弹掉艾条上的烟灰，以免烫到孩子。熏5～10分钟，使皮肤局部产生温热的感觉，这时皮肤也会出现红晕。

2. 将艾条移到背部的脊柱及肾等处，上下来回慢慢移动，熏

5～10分钟，使皮肤有温热的感觉。

　　3. 熏完后给孩子喝一杯温开水。

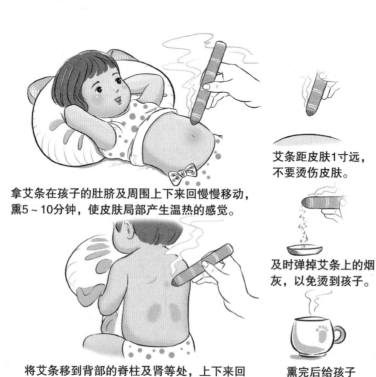

拿艾条在孩子的肚脐及周围上下来回慢慢移动，
熏5～10分钟，使皮肤局部产生温热的感觉。

艾条距皮肤1寸远，
不要烫伤皮肤。

及时弹掉艾条上的烟
灰，以免烫到孩子。

将艾条移到背部的脊柱及肾等处，上下来回
慢慢移动，熏5～10分钟，使皮肤有温热感。

熏完后给孩子
喝一杯温开水。

　　还有一种辅助疗法，可以坚持使用：按摩双耳来补肾。中医认
为，"肾主藏精，开窍于耳"，耳是"肾"的外部表现，"耳坚者
肾坚，耳薄不坚者肾脆"。耳郭较长，耳垂组织丰满，是肾气盛健
的象征，所以经常进行双耳的按摩，可以起到健肾的作用，还能增
强孩子的体质。这一治疗方法需要家长有耐心，坚持几个月，再配
合食疗，您一定会看到孩子的身体强壮了起来。

1. 提拉耳尖法：用双手拇指、食指捏耳朵上部，先揉捏此处，然后再往上提揪，直至该处充血发热，每次15～20遍。此处有盆腔、内外生殖器、足、踝关节、膝关节、胯关节等部位的反射区。

2. 上下按摩耳轮，并向外拉法：以拇指、食指沿耳轮上下来回按压、揉捏，使之发热，然后再向外拉耳朵15～20次。耳轮处主要有颈椎、腰椎、胸椎、腰骶椎、肩、肘等部位的反射区。

3. 下拉耳垂法：先将耳垂揉捏、搓热，然后向下拉15～20次，使之发热发烫。耳垂处有头、额、眼、舌、牙、面颊等部位的反射区。

4. 按压耳窝：先按压外耳道开口边的凹陷处，此处有心、肺、气管、三焦等部位的反射区，按压15～20下，直至明显地发热、发烫。再按压上边凹陷处，此处有脾、胃、肝、胆、大肠、小肠、肾、膀胱等部位的反射区，同样来回摩擦按压15～20次。

各位家长切记，2岁之前的孩子缺乏控制排尿的能力，所以夜间尿床是正常情况。如果孩子3岁多了仍经常尿床，或5～6岁的儿童每月尿床两次以上，6岁以上儿童每月尿床一次以上，才可以诊断为遗尿症。

> **杨奕奶奶温馨小提示** >>
>
> 　　由于尿床的孩子普遍体虚，家长应注意不要让孩子过度疲劳，忌食太寒及泄气的食物，如荞麦、螃蟹、田螺、蚌肉、乌鱼、柿子、柚子、香蕉、猕猴桃、甘蔗、西瓜、甜瓜、苦瓜、荸荠、慈菇、空心菜、山楂、菊花、萝卜、金橘、薏苡仁、金橘饼等都应少吃或不吃。

多动症源于孩子体内血不足

症状：多动。

方法：1. 揉孩子脚上的脾胃反射区，每天3分钟。

2. 孩子仰卧的时候，从他的腋下往腰间轻推20下，能起到疏肝理气、降虚火的作用。

3. 每天晚上给孩子用温水泡脚10～15分钟，然后再轻轻地搓脚心各50下。

患有多动症的孩子十分烦人，总也坐不住，成天跑来跑去，搬东砸西，推打其他小朋友，是人见人烦的"捣蛋鬼"，连幼儿园都不愿接收，即使接收了也是老师成天找家长告状。有些父母觉得孩子太顽皮，希望能管住他，不断指责、教训，结果越管孩子越不听话。时间长了孩子的逆反心理就会加重；再大一些，如果身体状况仍然没有得到改善，孩子就会成为问题少年。

多动症其实是孩子体内的血少造成的，孩子内热大，脾气急躁，自控能力差，光教育不管用，一定要给孩子吃利于消化吸收的、营养丰富的新鲜食物。孩子的血液足了，身体内部各脏器都吃饱了、滋润了，就不会有燥火了。孩子身体内部平衡和谐了，外部就能安静、平稳。一些按摩推拿的办法也很管用。

　　方法一：揉孩子脚上的脾胃反射区，每天3分钟。

　　方法二：孩子仰卧的时候，从他的腋下往腰间轻推20下，能起到疏肝理气、降虚火的作用。

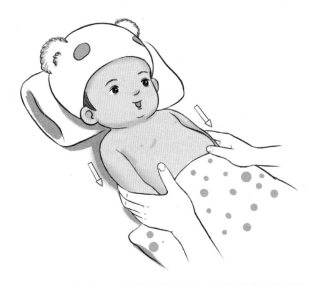

方法二：孩子仰卧的时候，从他的腋下往腰间
轻推20下，能起到疏肝理气、降虚火的作用。

　　方法三：每天晚上给孩子用温水泡脚10～15分钟，然后再轻轻地搓脚心各50下。

杨奕奶奶温馨小提示　≫

　　需要注意的是，多吃补血的食物，暂时不吃鱼、虾，只吃其他肉类，蔬菜一定要保证。同时，不要给孩子喝饮料，尽量停掉零食，只吃新鲜应季的水果。

治疗孩子崴脚、划伤、烫伤我有小秘方

症状：崴脚、划伤、烫伤。

方法：1. 一旦踝关节扭伤先冰敷，或者用凉水冲一下，凉水能绷住血管。最好是拿毛巾裹上冰块冷敷，或者把从冰箱里拿出来的饮料敷在脚崴部位，但是千万不要再去按摩这只伤脚。

2. 应急处理以后，找到患脚的痛点，然后在另一只脚的相同部位按摩。比如左脚崴了，按揉右脚。一次20分钟。

3. 做完后把樟脑泡在75%的酒精里至饱和，用此药酒擦患处。

孩子精力旺盛，好动，整天爬高下低，该碰不该碰的东西都要去碰一下，很容易受伤，要么崴脚了、扭着手了，要么划伤、烫伤了，让家长疲于应付。

如果孩子的踝关节扭伤了，必须先去医院诊断。如果拍完片子后没有发现骨伤、骨裂，那就可以用我下面说的方法自己调治了。

　　方法一：一旦踝关节扭伤先冰敷，或者用凉水冲一下，凉水能绷住血管。有人拿热水泡，会使血管膨胀，第二天那块儿会变成青紫色。最好是拿毛巾裹上冰块冷敷，或者把从冰箱里拿出来的饮料敷在脚崴部位，但是千万不要再去按摩这只伤脚。

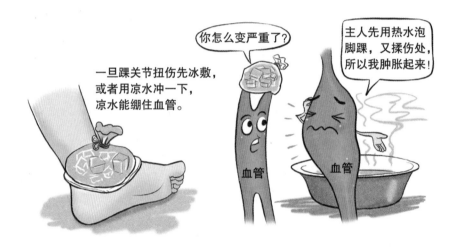

　　方法二：上面说的是应急的方法。应急处理之后，应该找到患脚的痛点，然后在另一只脚的相同部位按摩。这就是《黄帝内经》中提到的"缪刺法"，即"左病右治，右病左治"，左脚崴了，赶紧按揉右脚。一般通过按摩这只脚，那只伤脚就开始消肿了，基本上按摩一次20分钟就好了。

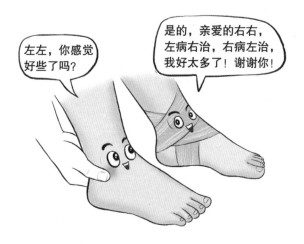

找到患脚的痛点，然后在另一只脚的相同部位按摩。这就是
《黄帝内经》中指到的"缪刺法"，即"左病右治，右病左治"。

方法三：做完后把樟脑泡在75%的酒精里直至饱和，然后用此
药酒擦患处。

此外，我还有一个小妙招：如果是烫伤、刀伤，就把三七叶子
搓烂，敷在伤处。

现在很多家庭，尤其是有孩子的家庭，都会备个小药箱。那么
我这儿有一味"药"，建议您加到那个药箱里面去。

这种"药"是中药房的那种纯樟脑，而不是我们搁在衣服里的
樟脑球。把纯樟脑泡在75%的酒精里。樟脑在酒精中极易溶化，如
果没有完全溶化，是酒精达到饱和了。预备一瓶这样的药酒，一旦
崴脚了、扭着手了，就用棉签蘸上这个药酒在伤处抹上一层，能有
效地舒筋止疼。

杨奕奶奶温馨小提示 ▶▶

我建议您家里养一棵小木本的植物，叫三七。这种植物上面是绿色的，下面是紫色的叶子。如果孩子不小心划伤了、烫着了，就揪下几片叶子，使劲搓搓，然后敷在伤处就行了。一般等搓出的水干了就不疼了，要是水干了还疼，那就再敷，多敷几次就不疼了。

蒜在脚心贴，鼻血就停歇

症状：流鼻血。

方法：将蒜拍碎，搁在脚心。左鼻孔流鼻血贴在右脚心，右鼻孔流鼻血贴在左脚心。最好是用独头蒜，稍稍有刺痛感觉就揭下来。如果没有感觉也顶多贴5个小时，然后把它揭下来。

鼻子为什么会流血呢？其实鼻子流血涉及多个脏腑。首先它跟肺有关系。鼻子跟肺都属于呼吸系统，天气干燥的时候肺也特别燥，鼻子受到影响就容易流鼻血。有的孩子经常去挖鼻孔，这是一个不太好的习惯，其实几天清理一次鼻孔就行了，没必要天天挖。形成挖鼻孔的习惯以后，会使鼻孔很干，这时候就很容易挖出血来了。

　　除了跟肺有关之外，流鼻血还跟肝、脾、胃等都有很大的关系。脾是统血的，要是鼻子流血了，就说明脾管理得不好，没有管理好，所以血流出来了。总之，鼻子出血的原因有很多，得综合考虑，才能判断。

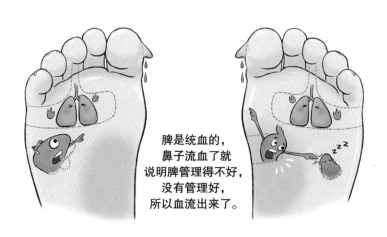

脾是统血的，
鼻子流血了就
说明脾管理得不好，
没有管理好，
所以血流出来了。

　　春天气候干燥，小孩子也容易流鼻血，尤其是在吃了比较多的巧克力之后。

　　止住鼻血的方法其实特别简单，材料也特别常见，在家里的厨房就可以找到。它就是大蒜。操作方法很简单：将蒜拍碎，搁在脚心。左鼻孔流鼻血贴在右脚心，右鼻孔流鼻血贴在左脚心。最好是用独头蒜，稍稍有刺痛感觉就揭下来。如果没有感觉也顶多贴5个小时，然后把它揭下来。在这个过程中，鼻血就止住了。

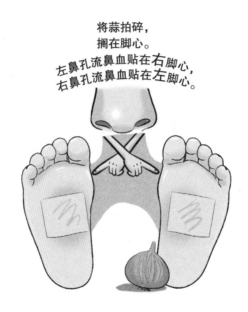

将蒜拍碎，搁在脚心。
左鼻孔流鼻血贴在右脚心，
右鼻孔流鼻血贴在左脚心。

　　为什么左鼻孔流血要在右脚心贴蒜呢？这也是用了《黄帝内经》中的"缪刺法"，所谓的"左病右治"。手阳明大肠经在走的时候，本来是走左边的，走到最后停在了鼻子右边的迎香穴；本来是走右边的，走到最后停在了鼻子左边的迎香穴；另外，大家想想看，冬天很冷的时候，晚上坐下来用热水洗洗脚，您是不是觉得全身都暖暖的，这是上病下治的缘由。有了这个经验，我们就把蒜贴到脚心，让这个蒜的气从脚心通过人体内部的特定通道到达鼻子。古人治疗此病症的时候，就是利用了这个原理。

需要特别注意的是，流鼻血时千万不可头向后仰，也不可以仰卧，这时可用冷毛巾敷头部，并用双指点按鼻子两侧的迎香穴3~5分钟，这样可以应急。

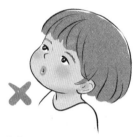

出鼻血时千万不可头向后仰，也不可以仰卧。

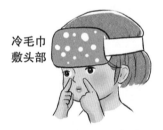

冷毛巾敷头部

双指点按鼻子两侧的迎香穴3~5分钟以应急。

杨奕奶奶温馨小提示　▶▶

　　至于为什么一定要用独头蒜，这是一个经验，其他的蒜用着就不如这个效果好，我就是这么总结出来的。而且蒜要捣烂了再贴，效果才明显。

小孩晕车不是病，难受起来也要命

症状：晕车。

方法：1. 作为应急，在乘车前两小时点压耳朵上的枕区15分钟，可以有效地防止晕车。

2. 彻底治好：把大拇指侧过来，压在脚面四、五趾趾缝间，然后从脚踝向脚趾方向拉，每天坚持做90下，坚持一两个月就会有不错的效果。

很多孩子都晕车。带他出去玩，本来高高兴兴的，一坐上车就开始晕，恶心，呕吐，结果玩也玩不好。如果是坐飞机，那就晕得更厉害了，能把昨晚上的饭都吐出来。

其实只要一个小方法就可以解决晕车，家长们都可以学一学。

作为应急的话，在乘车前两小时点压耳朵上的枕区15分钟，可以有效地防止晕车。要是想彻底治好的话，就要坚持每天点按几分钟，坚持一段时间就好了。

另外，我们脚面四、五趾趾缝下4厘米左右的地方是平衡器官，也就是内耳迷路的反射区。晕车的人这块是膨出的，很鼓。在这个位置可以治疗晕车。具体的做法是，把大拇指侧过来，压在骨缝中，然后从脚踝向脚趾方向拉，每天做90下，坚持一两个月就会有不错的效果。如果今天临时要出去，怕晕车，那就提前一个小时，做20多分钟。

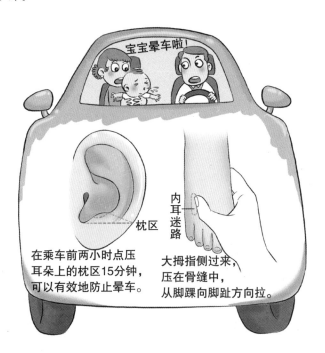

在乘车前两小时点压耳朵上的枕区15分钟，可以有效地防止晕车。

大拇指侧过来，压在骨缝中，从脚踝向脚趾方向拉。

杨奕奶奶温馨小提示 ▶▶

　　很多人认为，晕车根本算不上一种病，但是有这个毛病，会给生活带来很多不便。乘车乘船引起的眩晕恶心，让人非常难受，有的人甚至坐公交车都晕。这个毛病说小不小，说大吧，它还真不需要吃药打针地折腾，而且往往没有一次性治愈的方法。很多人都是在乘车之前，随便吃点晕车药，给自己点儿心理安慰。不过孩子最好还是不要吃晕车药，按照上述按摩方法坚持去做，孩子的晕车症状就会好转，甚至痊愈。

爱心可以创造治疗脑瘫的奇迹

病症：脑瘫。

方法：加强大脑、小脑、脑干和前额反射区，多做肺、肾、肝以及其他脏器的反射区按摩，尤其要加强做胳膊和脚的上肢和下肢反射区。

找我治脑瘫的病人很多。这种病一般3岁以前不太好发现，有的生下来就能发现。脑瘫儿和正常孩子的眼神不一样，特别发散。除了脑瘫，还有一种是克丁病，这种病很多是由于母体甲状腺肿引起的，还有的是由于父体精子数不够造成的。过去说这种病一般活不过25岁，但是现在有一些能活到40多岁。这类孩子在某一个方面能发展得特别好，比如说周舟，他的音乐才华特别好。我有一个同事的孩子，特别会摘菜，精细动作特别好。

我做得比较成功的一个病例是我一个朋友的孩子。刚来找我的时候，自己就坐不住，必须前后都拿枕头挡着，坐在一堆枕头中间。那时候他五六岁，什么话都能说了，不仅坐不直，也站不起来。我给他做了几天后，他能坐住了，不用前后围枕头了。又坚持做了十几天，他能扶着床站了，但是迈开腿，是剪刀步。

调治了十几天后，他妈妈看孩子的情况有改善，就带着孩子去了北京一个专科医院，结果孩子看见白大褂就哭。因为医院大多从肢体上去做，所以小孩非常抗拒。而我当时的想法是，他大脑不行，就做他的脑部反射区，做他的前额、大脑反射区，因为不疼，所以孩子容易接受。然后做他的上肢和下肢反射区，虽然也有些疼，但是总比在腿上掰效果好。

　　从我的经验来说，很多脑瘫儿在调理过程中都有不同的进步。父母如果早期给孩子做，效果确实是不错的。要加强孩子大脑、小脑、脑干和前额反射区，多做他的肺、肾、肝以及其他脏器的反射区按摩，尤其对他的肢体，也就是胳膊和脚的上肢和下肢反射区要加强做，这样他的协调性就会好一点。

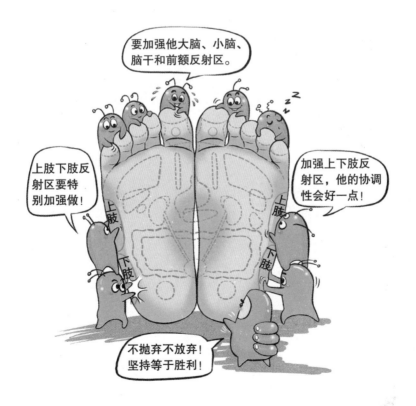

　　上面提到的那个孩子，我是2009年给他做的，现在孩子已经十八九岁了，妈妈还得抱着他。可能因为我当时坚持不收她的钱，她实在不好意思，结果改用了别的方法，因为没有坚持治疗，孩子的四肢都萎缩了，但是脑子特别好。当时他们舍不得孩子遭罪，现在变得很辛苦，快50岁的人了，带着孩子出去都得抱着搁到汽车里，然后从汽车里抱下来。

　　对脑瘫儿，早期教育特别重要，要不厌其烦地坚持下去才行。1+1等于2，1+1等于2……要这样重复说才可以。2013年，有一个脑瘫儿参加高考考了600多分，这孩子的妈妈就是从小学一直陪到大学，付出了比别人多好几倍的辛苦。孩子无法选择父母，父母也无法选择孩子，只要把他带到这个世界上，作为父母就有责任尽量让他活得健康，即使脑瘫儿也不例外。多给他做做足部反射疗法，多陪陪他，他也能获得相对高的生活质量。

　　我们曾调理过多例小儿脑瘫。在2012年来了兄弟两个，双胞胎，都是脑瘫，而且两个人没有一刻的安闲，其中一个还是斜视，哇哇乱叫。我们做其中一个的时候，他爸爸跟着我们给另一个孩子做。首先，对这个小孩的脑垂体加强刺激。孩子刚开始非常不配合，大叫，我们先在他两个大脚趾的大脑反射区慢慢揉动，然后逐步加强。一个疗程以后，这个孩子渐渐地开始配合，之后我们给他加强，同时按摩他的上肢、下肢已经萎缩的肌肉。当时两个孩子的症状不完全一样。有一个是说话不清楚，走路不稳。另外一个走路虽然是鸭步，但是基本上能走。两个人吃东西还好。后来我们一边做一边教他父亲，并给两个孩子检查出是哪些地方有障碍，比如在反射区当中，在升结肠和降结肠的两边，是上肢和下肢反射区，这要加强做。

刚开始做的时候，由于孩子腿脚不方便，一做就疼，所以不配合。因此在给孩子做的时候，一定要有耐心，一点一点地刮压。孩子是右眼内视，所以我们在他右眼的睛明穴逆时针地转24下，在他右眼的右侧这个穴位，即瞳子髎，顺时针做36下。为什么这样做呢？我们认为他内侧的肌肉神经比较强，所以给他泻一下劲；而外侧的比较弱，所以加强一些。做的时候，孩子确实疼，又掰你的手又哭闹，只好哄着他慢慢做。做了三天以后情况有所改变。所以，家长给孩子做的时候更要有耐心，而且对于脑瘫儿来说，治疗得越早，恢复得越快。

年轻的父母一定要认识到，不能因为怕孩子疼就放弃治疗，这样会把孩子的一生都耽误了。在调理的时候有点儿疼痛是很自然的，正是由于有瘀阻不通，大家都知道不通则痛，痛则不通，所以在调理时要有爱心，要有足够的耐心，这样才能有效果。

杨奕奶奶温馨小提示 ▶▶

在这里我要呼吁脑瘫儿的家长，无论如何不要放弃，在给孩子积极治疗的同时，要因势利导，看看孩子在哪方面有他自己的兴趣。就像周舟似的，他都能指挥高级乐队；像我认识的那个孩子，他从很小就会上网，很小就会开录音机，找到自己想听的歌，说明他们残而不废，我们要做好引导工作。

糖尿病不只是大人的专利

症状：血糖高。

方法：首先做全脚，然后重点做脑垂体、甲状腺、胃、胰、十二指肠等反射区，再做一下左右小腿上的糖代谢反射区，一定要把那里的疙瘩都推开。

有的小孩在七八岁的时候，出现吃得多、喝得多、尿得多的现象，家长一看挺高兴的，我们孩子很能吃，一会儿又饿了，喝水猛喝，然后猛尿，但是身体没有获得适龄的发育，个儿可能长了，身体却比较瘦，符合三多一少，这时候要注意，要给他检查一下。有的时候家长不注意，孩子就容易出现酮中毒，因为尿糖特别高就会造成这种情况，严重时会晕厥。

儿童糖尿病一方面和遗传有关，另一方面和生活习惯有关，如饮食结构不合理，作息不规律等。

请家长一定别小看孩子喝饮料这件事儿，喝饮料对健康是不利的。糖尿病，也和这种饮食习惯有关。现在很多家长动不动就说，我们家孩子从来不喝水，都是牛奶饮料，显得自己家特富裕，殊不知，这是在害孩子。

我曾经见过一个得糖尿病的孩子，小的时候眼睛就瞎了。他的家庭特别有钱，他妈妈就常常说："我们孩子从来不喝水，我们喝就得喝甜的，喝饮料，一天好几瓶。"七八岁开始，他就出现小儿糖尿病症状，后来只活了25岁。

使用反射疗法的时候，一定要了解病因是什么。大家要注意，得了糖尿病不是说他一生就是糖尿病了，如果发现早，及早调整，还是可以康复的。尤其是孩子，身体还在发育，还没完全定型，所以，一切都有可能。

那具体怎么调理呢？

患糖尿病的孩子，脚下和小腿内侧一个反射区有疙瘩，做它的时候可能疼，但是要想办法把它慢慢推开。如果孩子出生时间不长，我们就来调理，那么身体里哪儿有一点儿瘀阻，哪儿有阳性物，我们很早就会发现，就能解决。就和扫地一样，我们天天扫屋子，这个屋子就没有什么垃圾，就没有犄角旮旯藏污纳垢之地儿，没有死角。

对儿童糖尿病更要坚持足部反射疗法，因为它完全无伤害。如果过早地注射胰岛素，会造成胰腺对胰岛素的依赖，最后丧失分泌胰岛素的功能。

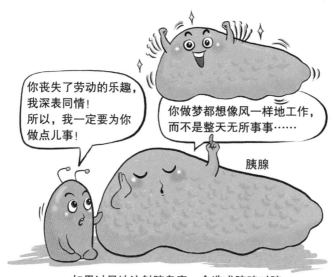

如果过早地注射胰岛素，会造成胰腺对胰
岛素的依赖，最后丧失分泌胰岛素的功能。

　　调治的时候首先做全脚，然后重点做脑垂体、甲状腺、胃、
胰、十二指肠等反射区，再做一下左右小腿上的糖代谢反射区，一
定要把那里的疙瘩都推开。但要注意，孩子肌肤比较嫩，要用一些
好的按摩油。大人一定要注意指甲不要过长，不要有棱角，否则容
易刮伤孩子的皮肤。

　　一般我不太给糖尿病儿童直接做调理，而是教教孩子的父母，
让他们自己去做。因为我觉得虽然对个人来说这是个大病，但是到
我这儿来调理确实要一定的时间，经济负担太大。现在在书里尽量
写明白点儿，如果您还不明白，就请专业人士来调理。

　　我还遇到过一个9岁的孩子，糖尿病相当严重，很胖，走路很吃
力，就是从小爱喝饮料，到吃饭时候没胃口了。后来糖尿病指数很

高，而且出现了酮中毒。所谓酮中毒，就是尿酮中毒，如果抢救不及时会有生命危险。

这个孩子的爷爷是一个很有经验的针灸大夫，但当时通过针灸和中医治疗还是没有完全控制住病情发展，后来找到了我。我做了他的全脚反射区，做了他的泌尿系统和消化系统反射区，还重点做了他的胰腺和糖代谢反射区。除了这些，我还在他的后背三焦俞、膈俞、膀胱经上拔罐。

当时孩子到我这儿时不敢拔罐，我就先让他看着我给自己拔，这样减少了孩子的恐惧感，然后给孩子拔。第一次拔在三焦俞上，变成了紫黑色，说明瘀血比较严重。然后做脚，拔罐，按这个程序反复做。小孩反应快，十几天以后，血糖等参数就降下来了，而且在吃饭、睡觉上有了一定的改善。后来我把方法教给了家长，让家长自己去做。糖尿病患者的拔罐时间一定要从三五分钟开始，逐渐延长到十分钟，时间不要过长，因为起泡后不容易恢复。

杨奕奶奶温馨小提示　>>

　　谁都不希望得糖尿病，一旦得了，要治疗的话，就得改掉一些不良的生活习惯。如果您家孩子有我上面说到的那些症状，虽然目前不是糖尿病，也要积极预防。要做到以下两点：第一，把不良习惯改了。第二，在脚底这些反射区多加强一下。千万不要以为这个病只有大人得，如果父母或直系亲属有这种病，孩子更应该预防。我们把孩子迎接到这个世界上来，疼爱他，关心他，就从脚下开始吧。

"化疗"治小儿白血病伤害大

病症：白血病。

方法：加强所有淋巴反射区、脾反射区，增强孩子自身的淋巴
　　　功能，吞噬不健康的细胞。

　　曾有一个大夫来我们这儿，谈到癌症时，他说其实每个人先天都带着癌症基因，癌症细胞就跟每个人都有着的犯罪冲动一样，比如可能在某时，想占有别人的东西，想干坏事，只是有的人做了，有的人没有做。但不能因为某个人有做坏事的想法，就把他关进监狱。但是我们现在发现了癌细胞，只要它有这种基因表达就使用化疗，这是不对的。我们应该像对待犯罪的想法一样，通过约束等手段来改造它。

　　这几年，小儿白血病越来越多，居室环境污染是一个主要原因。结婚时装修好的婚房，住进去一年多孩子就出生了，但是甲醛还在释放中。加上有些幼儿园，装修后不久孩子们就住进去了，污染的伤害是很大的。最早的时候，会出现四肢无力、恶心、高烧等症状，检查来检查去，发现是白血病。进了医院以后，马上与外界隔绝，开始化疗，孩子受到进一步的伤害。头发掉光了，又吃不下

去饭，吃了就吐，而且死亡率高。

预防白血病，首先是要增强孩子的免疫力，可以通过长期的反射区按摩来调理；其次，注意居室的环境卫生，装修后房屋要做好检测；另外，给小孩买的新衣服、新玩具等都有可能含有甲醛，所以新买的衣服一定要在水中泡10~15分钟，这样可以有效地去除甲醛。寝具要先晒一晒，或者和活性炭放在一起，之后再给孩子用。

给小孩做脚部按摩的时候一定要注意事后给他补充水分，大人需要300~500毫升水，孩子也不要低于这个量。做治疗的时候血液循环快，及时地补充水分既满足了他对水的需要，也满足了他的排毒需要。然后再在小肠、大肠反射区按摩，以利于他排毒。

患白血病的孩子，下肢的踝关节会出现肿胀，为什么呢？因为毛细淋巴管和毛细血管发生了堵塞，回流不好。所以有些病人，脚踝骨就特别大。我有一次在厦门，遇到一个老姐妹，她原来是看不到踝骨的，踝关节肿胀得厉害，我愣把她的脚踝骨给做出来了。这样的人免疫力较差，所以一定要给他做出来。踝关节是毛细血管和毛细淋巴管的交汇处，这个地方保持畅通比较好。

开始治疗的两三天，尿色会变深，尿味特别重，这是排毒的表现，不要惊慌，坚持做下去。

需要注意的是，给得了白血病的孩子做反射区疗法时，手法要轻柔，以提高免疫力为主。我们现在都知道，放疗、化疗对人体有很大的伤害。所以要从孩子很小的时候就开始给他做反射区调理以提高他的免疫力。

　　我们曾治疗过一个七岁的孩子，哮喘非常严重，两三天就犯一次，后来做了十天没再犯一次；从前见饭就哭，后来也能吃饭了。我告诉他妈妈，用了七年您都没能战胜这个病，现在请您给我们稍微多点儿时间，您也要认真学，多做两个疗程对孩子有好处。

　　如果从孩子出生三天的时候就给他做反射区按摩，那么孩子的免疫力就不会太低。如果不幸患上白血病，也要慎做化疗，要加强淋巴反射区、脾反射区的按摩，增强自身的淋巴功能，吞噬不健康的细胞，这种方法相对更安全，也有一定的效果。

杨奕奶奶温馨小提示 ▶▶

　　白血病的治疗不是一两次就能见效，需要进行整体调理，实时观察，并要参考医院的化验结果。建议少做伤害性的治疗，少吃伤害性的食物，吃一些营养成分比较高的食物，适量服用生血、补脾、补肝的中药，效果比较好。

男童隐睾症

病症：男童隐睾症。

方法：在脚后跟每天敲100下，做一次五行生克法。

　　有的孩子患了隐睾症，父母都不知道，等到大了才发现，但这时治疗就比较麻烦了。那么什么是隐睾症呢？就是小孩子睾丸发炎，生殖器发育不良。

我接触过一个得这种病的男孩子，生殖器只有2厘米多一点，一个睾丸枣核那样大，另一个则根本看不见，是典型的生殖器发育不全。

这种病最好先带孩子找专科医生看看，系统治疗一下，然后自己在家用自然疗法配合着做一做，效果会更好。下面这个方法特别简单，挺容易掌握的。

先每天在脚后跟敲100下，然后在脚后跟的生殖点，做一次五行生克法，在上下左右四点分别按揉顺9圈逆6圈，中点按揉顺36圈逆24圈。

杨奕奶奶温馨小提示 ▶▶

　　一般来说，这些疾病在早期都有一些征兆。比如说小孩子得了腮腺炎，折腾得不行，等到消肿了还闹。有些父母就不理解，心想：这孩子怎么啦，病好了你还闹！实际上，这极有可能是孩子的小睾丸在发炎。家长遇到这种情况一定要警惕，第一时间带孩子去医院确诊。

附 录　宝宝自然疗法一览表

症状/病症	自然疗法	索引
挑食、厌食、腹胀、便秘	刮、揉、转、抓、捶五字傻瓜按摩法。（详见内文）	P043
感冒	1. 推背：用手掌或者手面大鱼际在背部做按摩，从上到下，再从下到上做推背10分钟。再横擦大椎及肺俞穴（肩胛骨内侧）和腰骶部，以热透为度。 2. 泡脚：根据感冒的不同类型，选择对应的泡脚药材。	P052
高烧	1. 按摩肾上腺、扁桃腺和脾反射区。 2. 先用手掌大鱼际顺着一个方向推按足部的肺反射区，每天36下。此外，还可以将吴茱萸研成细末，用米醋调和，敷在涌泉穴，6小时左右换药一次，连换三次，可退烧。	P055
低烧	1. 足部按摩：小孩生下来三天就开始给他摸脚丫，在给孩子换尿布的时候就对脚心、脚趾、脚面、脚两侧有意识地胡噜胡噜，换尿布的时长就可以。 2. 耳部按摩：不用专门找时间做，跟小孩玩儿的时候，就可以抻一抻、拽一拽、拉一拉他耳朵上的反射区。	P062
咳嗽	先依次点按脚底脑垂体、肾上腺、脾、肺、气管、支气管反射区，最后按摩解溪穴逆转36下。	P066

症状/病症	自然疗法	索引
流鼻涕	在迎香穴双手向外对转36下，再向内对转24下，达到阴阳平衡。每天多次在脚底刮鼻、支气管、气管、肺等呼吸系统反射区，然后在胸部淋巴和上下颌反射区推刮。	P069
扁桃腺炎	捋捋孩子耳垂底部的外缘。	P071
腮腺炎	1. 做肾上腺和脾反射区。 2. 做脑垂体反射区。 3. 做相对应的胸部淋巴、呼吸道、脾、肺、气管、支气管等反射区。	P075
气管炎、肺炎	1. 依次按摩孩子脚底的肺、支气管、胸部淋巴、脾、肝反射区，一方面针对具体病灶进行调理，另一方面进行消炎。此外，每天给孩子清肺经，也就是在食指指面由指根向指尖方向直线推动；清大肠经，也就是在食指侧面，用大拇指沿指根到指尖方向推，每次每个指头各推36下。 2. 用3克吴茱萸加醋调和，敷在孩子两脚心的肺反射区（也就是涌泉穴的位置）。	P078
呕吐	1. 每天揉脚上的脾、胃、肝、胆、小肠、大肠等反射区，时间和力度适可而止。 2. 用大拇指推按左手大拇指桡侧（外侧）脾经，从指尖至指根推300下，这为补脾。 3. 如果伴有泻肚，用相对快的频率在背部推上七节300下。	P084

症状/病症	自然疗法	索引
腹泻	1. 补脾土：在拇指的桡侧用手指从指尖推向指根。 2. 补大肠：用拇指蘸点儿温水，在食指的桡侧从指尖往指根推300下。 3. 清小肠：用拇指蘸点儿温水，在小指的桡侧从指根推向指尖300下。 4. 把手搓热，用掌心劳宫穴搁在孩子肚脐上，轻轻地揉。 5. 推上七节骨，横向从下往上推100到300下。 6. 在孩子双脚的脚后跟中间偏里侧赤白肉际处找到痛点，用食指各弹18下，然后用搓热的手心给孩子敷肛门。	P088
便秘	1. 脾经做补法或平补平泻。 2. 按摩食指的大肠经，从指根到指尖，属泻法。蘸点儿温水推，每次100到300下。 3. 多做足底肺的反射区。 4. 做负责疏泄的肝反射区和通调水道的肺反射区。 5. 食指和中指并拢推下七节，从命门到长强，横向推300下。	P092
打嗝	1. 推横膈膜反射区，用补泻一步法横着推100次。此外点按耳朵上的嗝区，每天3次，每次15下。 2. 点按天突穴和翳风穴，每穴点按10下。 3. 按内关穴36下。 4. 揉腹部的胃反射区，顺100下，逆100下。 5. 在天突到耻骨这个区域，用两手掌从上到下疏理9次。	P097
厌食症、食积	6岁以上的孩子可以用捏脊的方法，6岁以下可采用反射区和经络穴位按摩法，另外孩子吃饭要有节制，定时定量。	P101

症状/病症	自然疗法	索引
胃疼	用醪糟进行调理的同时，在足底进行调理。在左右脚脚底胃反射区找有痛感的位置，把有淤阻的地方按摩开。	P105
小儿肥胖	1. 先用热水泡脚，然后按揉整只脚，重点点按甲状腺反射区，每天一边揉推100下。 2. 按揉肝经上的大敦穴和公孙穴，每个穴位点揉18下。 3. 每天加强按摩大脑、脑垂体和消化系统中的肝、胆、脾、胰、十二指肠、小肠、大肠、肺、肾反射区。 4. 在孩子肚子上的大横、关元、中脘上拔罐，每次留罐15分钟左右，然后拔后背上的督脉和膀胱经。	P112
湿疹	1. 轻轻按揉或推刮脚上的大脑、脑垂体、肺、脾、肝反射区，每次5分钟左右。 2. 按摩脚心的涌泉穴上下区域，也就是肾脏反射区，每只脚100~200下，同时让孩子多喝温开水。	P118
痱子	1. 用沸水沏盐，等水凉温了给孩子洗澡，洗完给孩子抹上六一散。 2. 将生姜切片，用切片擦痱子。	P121
斜视	紧的松弛下来，松的紧起来。如果内侧的神经线拉得紧，紧点睛明穴，逆时针24下，做泻法；而左侧外眼角瞳子髎这个穴位，用大拇指指尖抠进去，顺时针做36下，做补法，加强这边视神经线拉的力量。（此方法适用于6岁之前视神经没有完全发育好的孩子）	P123
眼屎多	上推右脚脚底第四、五跖骨上的肝反射区，刮脚上第二、三脚趾之间的眼睛反射区，每次36下，每天2~3次。	P125

症状/病症	自然疗法	索引
磨牙	1. 在孩子脚上的脾区顺时针方向按揉36下。 2. 重点按揉孩子小腿内侧的脾脏反射区，每天揉搓，每次18或36下。	P127
流口水	1. 调理孩子小腿的脾脏反射区，每天晚上推18或36下。另外，在孩子脚上的脾反射区依顺时针方向按揉，顺转为补，每次按揉36下，多做几次也无妨。 2. 用两根点燃的艾条，在孩子的小腹上下来回熏10分钟，隔天一次，熏1~2周。	P129
声带受损、失声	用拇指从上向下按摩脚背的胸部淋巴反射区。	P131
红眼病	1. 给孩子搓脚心，每天100~200下，可将虚火往下引。 2. 一块大生地（比眼睛大就行），用凉水浸泡，泡到较软时敷在眼睛上，敷好后睡觉，连着敷1~3天。	P134
冻疮	1. 用醋泡手脚，涂抹耳朵，再用塑料手套闷起来，坚持12小时。 2. 用辣椒水温暖冻伤的手脚。把20~30个红尖辣椒泡在水里10分钟，煮开，水稍凉后边泡脚边洗。最好坚持泡20分钟。泡完以后用被子盖一会儿。每天用辣椒水泡10分钟，连泡3~5天，冻疮基本就可痊愈了。 3. 如果冻疮已溃烂，可用温和一点的方法。到市场上买来新鲜的山楂，撒上水后搁在冰箱的速冻柜中冻硬。将冻好的山楂煮水，然后用煮烂了的山楂来擦冻红的地方。一般擦两三次就好了，也不会太疼。如果鲜山楂买不到，可以用少量的辣椒煮水，用毛巾蘸着热敷。	P135

症状/病症	自然疗法	索引
假性近视	1. 在耳朵上的目1、目2反射区贴王不留行籽。用医用胶布固定住，贴2～3天后取下。一次只贴一只耳朵，第二次换另一只耳朵，交替来贴。 2. 贴完后，每天在孩子右脚的肝反射区和眼部反射区推按5分钟。	P138
牛皮癣	1. 每天泡脚30分钟，在脚下的肾、输尿管、膀胱反射区着重按揉，做108下，有时要做到300下或360下。接着在免疫系统反射区重点按揉，也就是在腹股沟、肾上腺、脾、上下身淋巴、胸部淋巴反射区做108下。泡脚后，在背部的脾俞、肺俞拔罐40分钟左右，连续拔10天。治顽癣的疗程比较长，可能需要5个月以上。 2. 避免皮肤结疤：在长癣部位用砭石等工具刮，之后用另一块消过毒的砭石在长癣的地方摩擦皮肤。 3. 预防癣疾：将两只手放在两脚踝骨后面，大拇指在一侧，食指和中指在另一侧，从下往上使劲提拿，每天100下。	P140
斜颈	松松紧紧加足底按摩。如果孩子往右侧斜，说明左边的这根筋是非常紧张的，那就在这一侧做放松动作，用泻的方法按揉。做完后，在右侧松的这一边用顺的手法做加强。另外，在脚上大拇指外侧的颈椎和颈项反射区做舒展，左脚管右边的事，右脚管左边的事。另外肌肤反射区要多做，打通他的气。	P144
颈椎病	1. 每天帮孩子揪一揪脚上大脚趾，疏理一下颈椎反射区，或者用补泻一步法顺着往上推一推，孩子越喊疼你越得坚持推。 2. 缝一个小的细长条的布袋子（约8厘米宽，20厘米长），装上大盐粒，每次用前放在微波炉里加热，睡觉的时候让孩子枕在后颈下，让盐气从头后面的孔穴进去。 3. 把自己的手搓热，每天给孩子在脖颈这儿搓搓，活动活动。	P146
扁平足	做全脚，保持血液通畅。	P149

症状/病症	自然疗法	索引
足跟痛	1. 在痛脚同侧手的大鱼际边上找到痛点，先在痛点周围点揉，顺9圈，逆6圈，再在痛点重力按揉，顺36圈，逆24圈。 2. 五斤醋，不加水，煮开凉凉后泡脚，连续泡五天。 3. 每天用大拇指按揉足跟，尤其是足痛点，按20分钟。	P151
脊柱弯曲	1. 按摩足部的肺、肾、肝、脾反射区。 2. 通过疏理第二掌骨反射区来调整：用大拇指推按第二掌骨（哪里有沙粒、硬结、凹陷，就在哪里揉），每天至少推按10分钟。 3. 陪伴孩子做美颈健背操。	P153
腿脚莫名肿痛	根据左病右治、右病左治的原则，在肿腿相对的那条腿的相应部位找到痛点，做一次五行生克补泻法，分别按揉痛点周围的上下左右四个点，顺9圈逆6圈，最后按揉痛点，顺36圈逆24圈，再敲打痛点81下。做完后在患处涂抹云南白药。	P156
晚上哭闹	1. 根据具体情况，好好调理脚底的肝、胆反射区。 2. 取吴茱萸10克，用鸡蛋清调成糊状，敷在脚心，用胶布粘好。每晚敷上，第二天早上取下即可。	P160
溢奶	孩子吃完奶，妈妈要一只手托头托后背，一只手托着臀部，慢慢把他送到自己的肩上，然后搂着，用空掌从下到上，从长强一直拍到大椎，直到孩子打个嗝把气体排出来。然后在脚心多给孩子抓抓，就可以使食物都运下去，也能促进大肠的蠕动吸收。	P163

症状/病症	自然疗法	索引
尿潴留	点肾上腺反射区，揉肾反射区，推输尿管反射区，揉膀胱反射区，推尿道反射区。	P165
尿床	1. 足部反射区按摩法：以10天为一个疗程，重点按摩脚上的肾、膀胱、尿道、输尿管等反射区，同时疏理脾脏和大脑反射区，每次给孩子做15～20分钟就可以了，一天1～2次。 2. 每天点按脑垂体反射区3分钟。 3. 如果孩子遗尿，同时伴有手脚冰凉、面色苍白、舌质淡、舌苔白等症状，家长要在配合食疗补肾的同时，自己动手用艾条熏穴位来治疗。每天给孩子用艾条熏一次。 4. 辅助疗法：按摩双耳来补肾。	P167
多动	1. 揉孩子脚上的脾胃反射区，每天3分钟。 2. 孩子仰卧的时候，从他的腋下往腰间轻推20下，能起到疏肝理气、降虚火的作用。 3. 每天晚上给孩子用温水泡脚10～15分钟，然后再轻轻地搓脚心各50下。	P171
崴脚、划伤、烫伤	1. 一旦踝关节扭伤先冰敷，或者用凉水冲一下，凉水能绷住血管。最好是拿毛巾裹上冰块冷敷，或者把从冰箱里拿出来的饮料敷在脚崴部位，但是千万不要再去按摩这只伤脚。 2. 应急处理以后，找到患脚的痛点，然后在另一只脚的相同部位按摩。比如左脚崴了，按揉右脚。一次20分钟。 3. 做完后把樟脑泡在75%的酒精里至饱和，用此药酒擦患处。	P173

症状/病症	自然疗法	索引
流鼻血	将蒜拍碎，搁在脚心。左鼻孔流鼻血贴在右脚心，右鼻孔流鼻血贴在左脚心。最好是用独头蒜，稍稍有刺痛感觉就揭下来。如果没有感觉也顶多贴5个小时，然后把它揭下来。	P176
晕车	1. 作为应急，在乘车前两小时点压耳朵上的枕区15分钟，可以有效地防止晕车。 2. 彻底治好：把大拇指侧过来，压在脚面四、五趾趾缝间，然后从脚踝向脚趾方向拉，每天坚持做90下，坚持一两个月就会有不错的效果。	P180
脑瘫	加强大脑、小脑、脑干和前额反射区，多做肺、肾、肝以及其他脏器的反射区按摩，尤其要加强做胳膊和脚的上肢和下肢反射区。	P182
血糖高	首先做全脚，然后重点做脑垂体、甲状腺、胃、胰、十二指肠等反射区，再做一下左右小腿上的糖代谢反射区，一定要把那里的疙瘩都推开。	P186
白血病	加强所有淋巴反射区、脾反射区，增强孩子自身的淋巴功能，吞噬不健康的细胞。	P190
男童隐睾症	在脚后跟每天敲100下，做一次五行生克法。	P192

◆后 记◆

在过去的四年中，靠着自己的学习和摸索，我写出《手到病自除》1~3册，销量达到两百余万册，不少朋友在看书自学中取得不错的成绩。河南新乡的两位退休职工，硬是逐字逐句地抄录了三本书，现在可以独立操作了，为身边的人提供健康服务。西安的两位朋友硬是把乳腺癌做掉了。这对我无疑是最大的鼓舞。

2011年，我到西安卧龙寺，如诚方丈亲授我释迦牟尼佛足圣迹拓印挂图一幅，我也在那里许下心愿，要把反射疗法做到千家万户。二十多年来，上狼牙山下农村，进寺院，进大学，全国几百集电视节目，只要是宣传反射疗法，我都义不容辞地去工作去宣传。

梁启超先生说，少年强则中国强，少年进步则中国进步，我又续了一句，少年健康则中国健康。于是就有了这本书。

感谢世界健康联盟主席万勇先生对于我工作和成绩的肯定，说我的一双手"大于河山一巴掌，小于立身天下图"，这是对我莫大的鼓励！感谢原广西反射疗法研究会会长杭婉静女士百忙中慷慨作序。这是鼓励，也是鞭策，我唯有更加努力探索和宣传反射疗法作为深挚的报答。

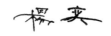

2013年12月24日于天津

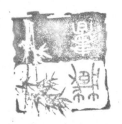